Abdelhalim BOUHNIK

Litíase calcária inferior: o que escolher? USSR vs mini-NLPC!

Abdelhalim BOUHNIK

Litíase calcária inferior: o que escolher? USSR vs mini-NLPC!

algoritmo de decisão na escolha do tratamento

ScienciaScripts

Imprint

Any brand names and product names mentioned in this book are subject to trademark, brand or patent protection and are trademarks or registered trademarks of their respective holders. The use of brand names, product names, common names, trade names, product descriptions etc. even without a particular marking in this work is in no way to be construed to mean that such names may be regarded as unrestricted in respect of trademark and brand protection legislation and could thus be used by anyone.

Cover image: www.ingimage.com

This book is a translation from the original published under ISBN 978-620-6-71619-8.

Publisher:
Sciencia Scripts
is a trademark of
Dodo Books Indian Ocean Ltd. and OmniScriptum S.R.L publishing group

120 High Road, East Finchley, London, N2 9ED, United Kingdom
Str. Armeneasca 28/1, office 1, Chisinau MD-2012, Republic of Moldova, Europe
Printed at: see last page
ISBN: 978-620-7-84550-7

SESSÕES DE ASSINATURA

Todas as letras não conseguiram encontrar as palavras certas... Todas as palavras não conseguiriam expressar a gratidão, o amor, o respeito, o reconhecimento... Por isso, é muito simplesmente que dedico este trabalho...

Ao meu querido pai: ALI

Tantas frases e expressões, por mais eloquentes que sejam, não conseguem exprimir a minha gratidão e apreço. Incutiu em mim um sentido de responsabilidade, otimismo e autoconfiança face às dificuldades da vida. Os teus conselhos sempre me guiaram para o sucesso. A tua infinita paciência, compreensão e encorajamento são o apoio indispensável que sempre me deste.

Devo o que sou a ti

Sou o que sou hoje e o que serei amanhã, e farei sempre o meu melhor para continuar a ser o vosso orgulho e nunca vos desiludir. Que Deus Todo-Poderoso te preserve, te dê saúde, felicidade, paz de espírito e te proteja de todo o mal.

*Gostaria de agradecer calorosa e profundamente ao meu Mestre, **Professor Mustapha LOUNICI**, que sempre se esforçou por me ajudar a aprender e a melhorar os meus conhecimentos em urologia, por*

os seus conselhos, as suas críticas construtivas, a sua paciência e a sua total disponibilidade. Sem ele, este trabalho nunca teria visto a luz do dia. Professor, tenho plena consciência de que todos os meus "agradecimentos" nunca serão suficientes para compensar a sua contribuição para mim, mas encontrará neste trabalho - que dirigiu integralmente - a expressão de toda a minha gratidão e reconhecimento. A sua competência profissional e as suas qualidades humanas serão para mim uma referência permanente no exercício da nossa nobre profissão. Com todo o respeito, Professor!

ÍNDICE

I. INTRODUÇÃO

Os cálculos urinários desempenham um papel importante na prática urológica quotidiana. A história da urolitíase é provavelmente tão antiga como a própria humanidade. Foi no século XVI que Ambroise Paré, o pai da cirurgia, fez progressos consideráveis no tratamento da urolitíase através das suas investigações e escritos. Até ao final do século XIX, a litíase urinária era essencialmente um problema da bexiga. Com o advento da industrialização no século XIX, a localização dos cálculos no trato urinário, a sua natureza química, a idade de aparecimento da litíase e a frequência da doença litíase alteraram-se consideravelmente.[1]

Além disso, pensa-se que o aumento da prevalência da urolitíase é impulsionado, em parte, pelo aumento das taxas de obesidade e diabetes, bem como pela utilização frequente da TC, que levou ao diagnóstico incidental comum de urolitíase.[2]

O tratamento dos cálculos renais beneficiou de avanços tecnológicos consideráveis em comparação com todos os outros aspectos da cirurgia urológica. As melhorias registadas na tecnologia de fibra ótica e nos sistemas de vídeo, combinadas com o advento da litotrícia por ondas de choque (LEO), eliminaram praticamente a necessidade de cirurgia aberta. Desde a introdução da ESWL na prática clínica, esta tornou-se rapidamente o tratamento de eleição para a maioria dos cálculos renais. Nalgumas circunstâncias, os procedimentos percutâneos e a ureteroscopia são as opções de tratamento preferidas.[3]

Desde a sua introdução em 1980, a litotrícia extracorporal tornou-se a opção de tratamento minimamente invasiva mais utilizada para os cálculos renais. No entanto, continua a existir um debate controverso sobre a eficácia da terapia extracorporal na litíase polar inferior. A ECT tem demonstrado uma eficácia limitada no tratamento de cálculos calcários inferiores. Por estas razões, manobras endoscópicas como a nefrolitotomia percutânea (PNLT) e a cirurgia intra-renal retrógrada (CIRR) têm sido propostas como a principal abordagem para esta localização.[4]

A incidência de litíase renal baixa aumentou de 2% em meados dos anos 80 para 48% no início dos anos 90, o que pode ser explicado pelo uso extensivo do tratamento extracorporal no tratamento da litíase renal. [4]

O tratamento dos cálculos renais inferiores é um dos temas mais controversos da endo-urologia atual. A má eliminação de fragmentos e o difícil acesso aos cálices inferiores explicam as diferenças nos resultados do tratamento em comparação com os cálculos noutros cálices. A escolha da modalidade de tratamento é particularmente importante para garantir a melhor taxa de sucesso, sem fragmentos residuais. [5]

A anatomia do sistema coletor pode ser um potencial fator de risco para o insucesso do tratamento. Alguns estudos centraram-se nas características do cálice inferior, que podem estar associadas a uma maior probabilidade de formação de cálculos.

Em 1992, Sampaio[6] foi o primeiro a descrever a influência da distribuição espacial do cálice inferior nos resultados obtidos com a litotrícia extracorporal (LEC) e a passagem espontânea de fragmentos após o tratamento por ondas de choque. Neste caso, a taxa de eliminação espontânea após LEC em cálculos do cálice inferior varia entre 48% e 58%, qualquer que seja a sua dimensão, o que se explica principalmente pela má drenagem desta zona.Nos últimos 20 anos, com base na anatomia do cálculo inferior, um ângulo infundíbulo-cálcico inferior a 45°, um comprimento do pedúnculo superior a 30 mm e uma largura infundibular inferior a 5 mm têm sido considerados factores desfavoráveis à remoção de fragmentos após LEC. [7]

O conceito de acesso endoscópico aos sistemas colectores renais para o diagnóstico e tratamento de doenças do trato urinário superior foi introduzido pela primeira vez por V. Marshall[8] que descreveu pela primeira vez a navegação na pélvis renal com um fibroscópio flexível rudimentar em 1964. Só nos últimos 30 anos é que a miniaturização e os avanços tecnológicos permitiram uma melhoria progressiva das técnicas e a sua utilização generalizada na prática de rotina. Atualmente, a ressecção renal intra-retrógrada (RRRS) com ureterorenoscopia flexível (FRUS) é considerada uma das opções de tratamento de primeira linha para a remoção ativa de cálculos renais. [9]

A melhoria da qualidade da imagem, a possibilidade de desvio e a invasividade mínima da cirurgia intra-renal retrógrada (CIRR) posicionaram-na como uma ferramenta eficaz para o tratamento da litíase neste local, particularmente nos casos de cálculos duros (oxalato de cálcio mono-hidratado, brushite ou cistina) ou de anatomia desfavorável (ângulo infundíbulo-pélvico agudo, cálice longo ou infundíbulo estreito).

Uma das limitações desta técnica é o potencial dano que os ureteroscópios flexíveis podem sofrer ao forçar a sua deflexão para aceder ao pólo inferior.

O recente aparecimento de equipamentos flexíveis de uso único trouxe de novo o seu interesse para a cirurgia endoscópica da litíase calcária inferior, uma vez que as suas características podem proporcionar bons resultados clínicos sem colocar em risco o delicado equipamento, nem gerar os custos adicionais que podem ocorrer quando se utilizam equipamentos reutilizáveis.[10]

A técnica NLPC, descrita para o tratamento de cálculos pielocecais superiores a 2 cm, foi adaptada à cirurgia pediátrica desde 1997 por Jackman et al[11] e Helal et al[12] . O procedimento é designado por mini-nefrolitotomia percutânea (mini-percutânea) e utiliza no máximo uma bainha Amplatz 20Fr. Esta nova técnica é atualmente utilizada em adultos para tratar cálculos pielocecais de 2 cm ou menos. Simultaneamente, a ureterorenoscopia flexível (FUS) está a tornar-se cada vez mais popular entre os urologistas devido à sua facilidade de utilização, mas o acesso a esta técnica é ainda limitado devido à duração da operação, à fragilidade do equipamento e ao seu custo. O consenso atual é que a LEC, seguida de URSS ou NLPC, é o tratamento de primeira linha para cálculos pielocecais de 2 cm ou menos. Na literatura, a taxa de sucesso destes diferentes tratamentos continua a ser desigual: de 21% a 67% para a LEC, de 60% a 80% para a URSS e de 86% a 100% para o tratamento mini-percutâneo.[13]

Os procedimentos minimamente invasivos estão a receber cada vez mais atenção, em particular a NLPC miniaturizada (mini-NLPC) e a cirurgia intra-renal retrógrada (RIRS). O diâmetro do trajeto é um dos factores importantes que influenciam as morbilidades cirúrgicas associadas à NLPC. A técnica de mini-NLPC (tamanho do trato 20 Fr) foi implementada com os avanços tecnológicos. A mini-NLPC oferece taxas comparáveis sem fragmentos residuais (SFR) em comparação com a NLPC padrão, com menos perda de sangue e menos perfuração. A dor e as perdas de urina são significativamente menores após a mini-NLPC do que com a NLPC padrão. [14]

Em contrapartida, a RIRS tem ganho muita atenção porque pode reduzir o risco de morbilidade significativa associada à abordagem percutânea. As recomendações da Associação Europeia de Urologia (EAU) defendem a SBRT como a opção de tratamento padrão para litíase renal de pequeno a médio porte (2 cm). Foi relatado o tratamento de casos maiores (2,5 cm) utilizando ureteroscopia flexível. Poucos ensaios prospectivos controlados e aleatorizados compararam a mini-NLPC e a RIRS. [15]

O tratamento ideal destes cálculos inferiores tem sido objeto de grande debate, e o tratamento ideal continua a ser controverso. A anatomia calcária inferior tem sido estudada com resultados contraditórios, com alguns factores a favorecer o seu papel na previsão da eliminação do cálculo e outros a contestar o seu impacto nas taxas de eliminação.[16]

II. EVOLUÇÃO HISTÓRICA DOS TRATAMENTOS UROLÓGICOS DA LITÍASE

Os avanços no seu tratamento cirúrgico têm sido registados em pormenor na literatura urológica, começando com o trabalho seminal original de Ernest Desnos (1852-1925), cuja Histoire de l'Urologie (1914)[17] tem servido de base para a maioria das publicações em urologia.

Na sua maioria, estes escritos centraram-se nas actividades, realizações e contribuições técnicas dos indivíduos seleccionados.[18] A descoberta dos raios X em 1895 por Roentgen[19] e o desenvolvimento da anestesia foram marcos importantes para a cirurgia renal.

Em 1965, Williams Boyce e M. J. Vernon Smith descreveram e popularizaram a nefrotomia alargada (nefrotomia bivalve). No final da década de 1970, a cirurgia aberta para cálculos tinha sido dominada e as suas indicações codificadas. [20]

Com a utilização crescente do cistoscópio Nitze e do sistema de lentes com haste de Hopkins, Young e Mckay (1870-1945)[21] conseguiram desenvolver a litotrícia cistoscópica. Eles também foram os primeiros a realizar (1912) e relatar a ureteroscopia (1929).

Após a ureteroscopia rígida, os avanços na fibra ótica levaram ao desenvolvimento de ureteroscópios flexíveis. Em 1964, Marshall relatou a sua primeira experiência com um fibroscópio de 3 mm. Seguiram-se-lhe Tagaki (1971) e Bush (1970). [22]

Foi apenas em 1976 que Fernstrom e Johannson[23] estabeleceram o acesso percutâneo com a intenção específica de remover a litíase renal. Os avanços nos endoscópios e outros instrumentos permitiram aos urologistas aperfeiçoar a técnica de nefrolitotomia percutânea na década de 1970, e grandes séries foram relatadas na década de 1980.

No entanto, com a introdução da primeira máquina de LEC, a Dornier HM-3, em 1980, observou-se uma mudança radical no tratamento da litíase. Foi provavelmente a invenção mais importante no tratamento dos cálculos urinários. [24]

A Food and Drug Administration (FDA) dos EUA aprovou a utilização de máquinas de LEC em 1984, tendo estas sido posteriormente utilizadas em todo o mundo. No entanto, as limitações desta máquina foram salientadas em estudos recentes, e a ureteroscopia percutânea e a nefrolitotomia ganharam a posição que merecem nas recomendações actuais de tratamento. [25]

Todas estas melhorias no tratamento da litíase urinária evitaram em grande medida as lesões renais relacionadas com a litíase e a insuficiência renal.

Atualmente, a urolitíase não é um fator de risco importante para a doença renal crónica nos países desenvolvidos. Com os novos desenvolvimentos no domínio da endo-urologia (ureteroscopia, cirurgia percutânea e LEC), há uma procura contínua de tratamentos ainda menos invasivos. E a civilização em paralelo, com os desenvolvimentos científicos, levou-nos a um ponto em que estamos a tentar não realizar cirurgia aberta para litíase, como fazia Hipócrates, e em vez disso tratá-las com alternativas menos invasivas.As indicações para o tratamento de cálculos inferiores são as mesmas que as da litíase noutras áreas pielocelulares. Estas indicações incluem aumento, obstrução localizada, infeção associada e dor aguda ou crónica.

Uma área de controvérsia atual é se as litíases calcárias pequenas, assintomáticas e não obstrutivas devem ser tratadas profilaticamente.

Em 1990, Hubner[26] apresentou um relatório sobre a história natural da litíase calcária inferior assintomática e demonstrou que esta aumenta frequentemente de tamanho ou torna-se infetada ou sintomática. Em 1992, Glowacki et al[27] relataram um estudo prospetivo em que seguiram doentes com cálculos assintomáticos do pólo inferior durante 5 anos. Observaram que o risco de um episódio sintomático ou de necessidade de intervenção era de aproximadamente 10% por ano, com uma probabilidade cumulativa de um evento em 5 anos de 48,5%. Em 1996, Mahoney et al[28] estratificaram este risco de acordo com o tamanho do cálculo. Mostraram que, para cálculos assintomáticos com mais de 1 cm, o risco de desenvolver um episódio sintomático no prazo de 2 anos era de 47%.

A partir destes dados, podemos concluir que mesmo os casos assintomáticos têm um risco significativo de se tornarem sintomáticos, podendo ser oferecida alguma forma de intervenção profiláctica, particularmente se o cálculo exceder 1 cm de tamanho.

III.QUESTÕES

O tratamento da litíase cálcica inferior tem suscitado duas controvérsias. A outra controvérsia prende-se com a anatomia do sistema coletor. Vários autores referem a influência de um ou mais parâmetros da anatomia calcária inferior, como a largura do infundíbulo, o comprimento do infundíbulo e sobretudo o ângulo infundíbulopélvico, na eliminação de fragmentos. Outros estudos não conseguiram confirmar estes resultados. [29]Nas últimas duas décadas, os procedimentos minimamente invasivos substituíram quase completamente a cirurgia aberta em pacientes com cálculos renais. A nefrolitotomia percutânea (NLT) é atualmente o padrão de cuidados para o tratamento de cálculos grandes (2 cm). Os recentes avanços tecnológicos levaram a uma redução do diâmetro do nefroscópio com o objetivo de minimizar a morbilidade cirúrgica da NLPC. Uma alternativa às abordagens percutâneas é a ureteroscopia flexível, inicialmente proposta para o tratamento da litíase do cálice inferior resistente à litotrícia por ondas de choque (SWL). [30]-[31]A Cirurgia Retrógrada Intra Renal (CIRR) apresenta eficácia comprovada com morbilidade mínima no tratamento da litíase renal de tamanho intermédio. É imperativo estudar a exequibilidade da mini NLPC nesta indicação e avaliar os seus resultados comparativamente à ureteroscopia flexível.[32]As recomendações de 2013 da Associação Europeia de Urologia (EAU) recomendam a NLPC e a URSS como tratamento de primeira linha para os cálculos calcários inferiores quando os factores anatómicos tornam a LEC desfavorável. [30]Os cálculos no grupo do cálice inferior apresentam aspectos discutíveis quanto à eficácia da LEC, uma vez que a taxa de eliminação de fragmentos é menor. Vários factores anatómicos renais têm sido descritos desde Sampaio, que descreveu pela primeira vez a anatomia do sistema coletor renal através de modelos tridimensionais e correlacionou a medição do ângulo infundibulopélvico com o sucesso da LEC, incluindo a largura e comprimento infundibular, a relação largura/comprimento infundibular, a altura infundibular, o número de cálices menores e o volume do sistema coletor renal. Por outro lado, os fragmentos residuais podem causar complicações como dor crónica, obstrução, sépsis e recorrência, que por vezes requerem uma abordagem intervencionista. Por estas razões, existe uma clara necessidade de um método que nos ajude a decidir qual o melhor tratamento para cada doente: LEC, cirurgia percutânea ou ureteroscopia flexível. [33]Neste trabalho, interessa-nos os cálculos calcários inferiores pela diversidade do arsenal terapêutico disponível e, sobretudo, pelo dilema que ainda existe relativamente à geometria dos cálculos inferiores e sua implicação na escolha do tratamento.

IV. LEMBRETE ANATÓMICO

A disposição anatómica das cavidades renais determina as possibilidades das técnicas endo-urológicas que permitem atualmente o acesso ao trato excretor superior. A anatomia espacial e o ambiente do rim devem ser perfeitamente compreendidos para que se possa apreciar plenamente as limitações técnicas de cada procedimento.

1. Anatomia descritiva :
1.1. Situação: (figura 1) [34]

Os rins situam-se na parede abdominal posterior, atrás do peritoneu, um à direita e o outro à esquerda da coluna vertebral e dos vasos principais (aorta abdominal e veia cava inferior). O rim direito está situado mais abaixo do que o esquerdo e a sua projeção sobre a coluna vertebral é a seguinte

• Rim direito: Do bordo inferior da décima primeira vértebra torácica (T11) ao bordo inferior do processo transverso da terceira vértebra lombar (L3).

• Rim esquerdo: Do bordo superior da décima primeira vértebra torácica (T11) ao bordo superior da terceira vértebra lombar (L3). [35]

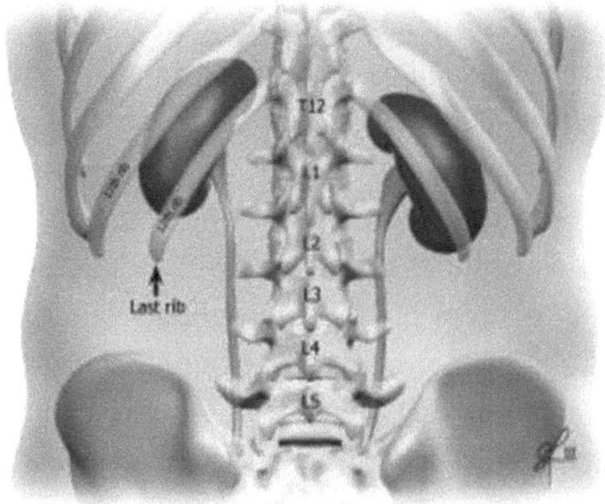

Figura 1[34] : localização

1.2. Configuração externa: (Figura 2) [36]

A sua forma é semelhante à de um feijão. Cada rim tem duas faces convexas, uma anterior e outra posterior, e dois bordos, um lateral e outro lateral. um convexo, o outro medial: recortado na sua parte média, que corresponde ao hilo do órgão; duas extremidades ou pólos, um superior, o outro inferior.
O eixo longo de cada rim é oblíquo para baixo e para fora. O eixo transversal é oblíquo inferiormente, anteriormente e medialmente. O hilo está orientado medialmente, ventralmente e caudalmente em direção à bexiga. [35]
Peso: 140g para os homens, 125g para as mulheres. Dimensões: comprimento: 12 cm, largura: 6 cm, espessura: 3 cm. [35]

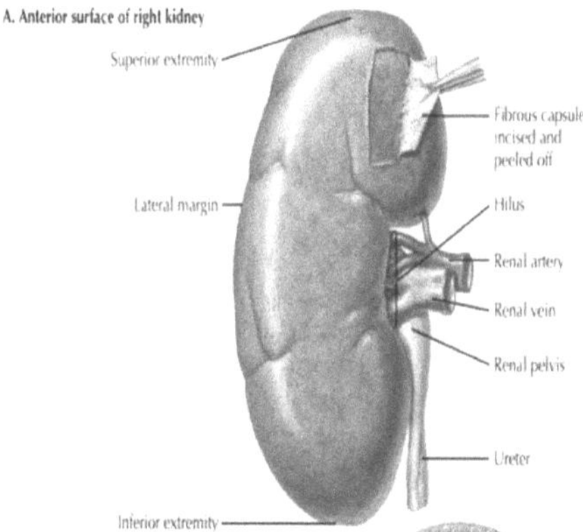

Figura 2[36]: configuração externa do rim

1.3. Configuração interna: (Figura 3) [37]

Um corte frontal do rim mostra uma parte central que se abre no hilo: o seio renal, cujas paredes são formadas pelo parênquima renal.

a- Seio renal: é uma cavidade com 3 cm de profundidade, contendo tecido celulo-gorduroso, ramos dos vasos renais, os cálices menores (cálices pequenos), que se unem para formar os cálices maiores (cálices grandes), e a pelve renal (pelve renal). A parede do seio apresenta projecções cónicas, denominadas papilas, que medem 4 a 10 mm de altura e variam em número de 8 a 10. 10, a parte superior das papilas é perfurada por pequenos orifícios, que no seu conjunto formam a zona cribrosa. [35]

b- O parênquima renal: é constituído por duas partes, uma parte central denominada substância medular e uma parte periférica denominada substância cortical.

-Substância medular: É constituída por zonas triangulares vermelho-escuras estriadas paralelamente ao eixo longo do triângulo. Trata-se das pirâmides renais (pirâmides de Malpighi), que são em número de 8 a 10, com os seus ápices salientes no seio e formando as papilas.

-Substância cortical: De cor amarela avermelhada, envolve as pirâmides renais e penetra entre elas: - a parte da substância cortical situada entre as pirâmides renais é designada por colunas renais (colunas de Bertin), a parte que envolve as pirâmides renais é constituída por duas partes: a parte radiada (pirâmides de Ferrein) e a parte contornada (labirinto).

-Lóbulos do rim: O rim é constituído por vários lóbulos fundidos (7 a 13 lóbulos). Cada lóbulo é formado por uma pirâmide de Malpighi e pela zona cortical que a envolve e se estende até à superfície.

-A cápsula: O rim é envolvido por uma membrana aplicada diretamente ao parênquima renal. No hilo, reflecte-se no seio, reveste as suas paredes e continua com o tecido conjuntivo dos cálices e dos vasos. [35]

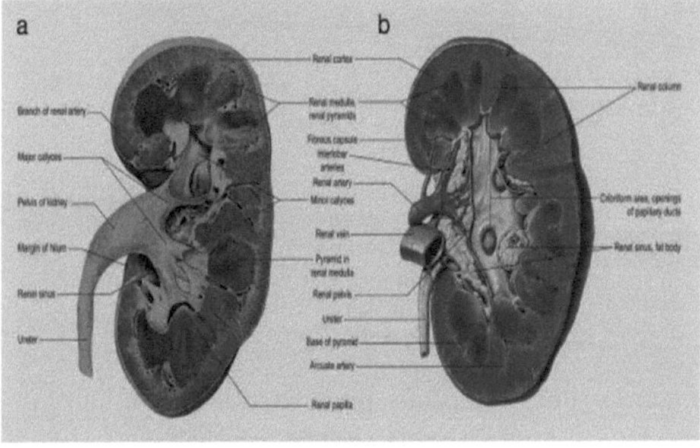

Figura 3: Configuração interna do rim cortado em vários planos, mostrando as suas estruturas internas. [37]

1.4. Orientação: figura 4 [38]

O longo eixo vertical dos rins é ligeiramente oblíquo de cima para baixo e de dentro para fora. O pólo inferior do órgão está, portanto, mais afastado da linha média do que o pólo superior, e o seu eixo transversal não se encontra num plano frontal, mas é fortemente oblíquo para trás e para fora, de modo que o seio do rim está, de facto, virado para a frente, com a superfície anterior dos rins virada para a frente e para fora e a superfície posterior virada para trás e para dentro. [39]

Sampaio 40 descreve os rins como repousando sobre o psoas, com o seu eixo longitudinal paralelo ao trajeto oblíquo do músculo psoas. Devido à forma cónica destes músculos, os rins são inclinados dorsalmente no seu eixo longitudinal.

O pólo superior é também mais medial e posterior do que o pólo inferior (eixo de 13° no plano frontal, eixo de 10° no plano sagital).

A região hilar envolve a parede anterior do músculo psoas, enquanto as paredes laterais são posteriores. A borda medial de cada rim é girada anteriormente de 30° a 60° no plano coronal.

Desta forma, os vasos e o pielo tomam uma direção anteromedial. É de notar que a posição ventral ou supina do doente nos procedimentos de NLPC não altera o eixo de orientação dos rins. [40]

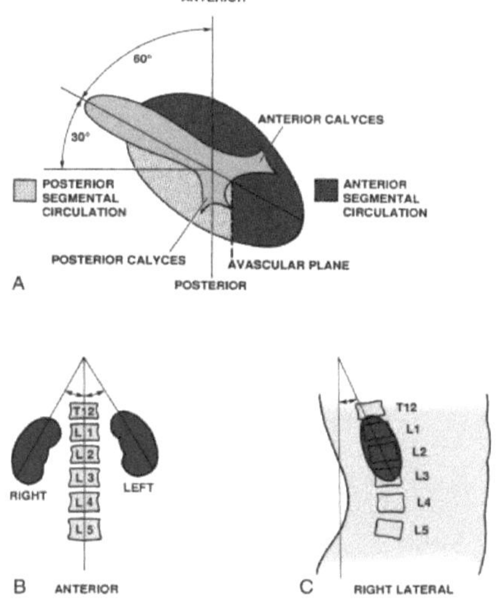

Figura 4[38]: Eixos e orientações dos rins

2. O trato excretor superior :

O trato excretor superior é uma entidade anatómica uniforme, dividida em trato excretor superior intra-renal (IRET): cálices e pelve renal (ou pielon), e trato excretor superior extrarrenal: o ureter.[41]

2.1 A pélvis: (Figura 5)[42]

A pelve renal tem uma forma triangular, achatada da frente para trás no eixo do seio renal. Tem duas faces: anterior e posterior; um bordo medial quase vertical, um bordo inferior horizontal e côncavo, e um ápice inferior, que se encontra com a saída do ureter para formar a junção pieloureteral. A base do triângulo recebe os cálices maiores. A sua morfologia é variável e depende do número de cálices que recebe. Na maioria dos casos, se tiver dois cálices maiores (65%), é chamada de pelve renal bífida. Se receber três cálices maiores, diz-se que é pilórica (32%). Raramente, pode receber diretamente os cálices menores e assumir uma forma globular (3%). A pelve renal ocupa três quartos ou a metade inferior do hilo renal.[41]

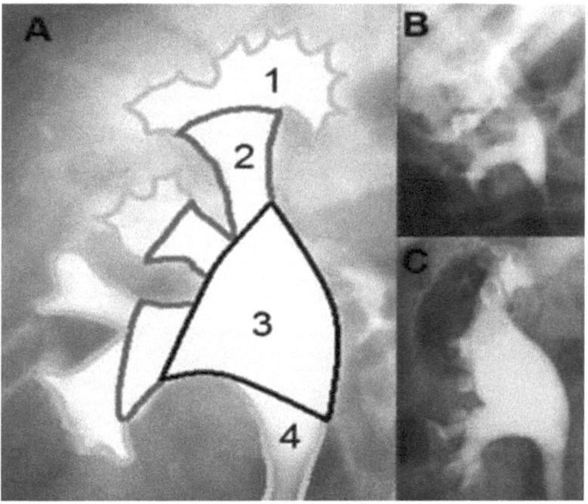

Figura 5[42] : variações morfológicas do ESV em imagens de urografia intravenosa frontal.

A. Tipo piélico: 1: cálices menores; 2: cálices maiores; 3: pelve renal; 4: ureter
.B. tipo bífido
C. tipo globular

2.2. Cálices: (figura 6[43])

2.2.1. Os cálices maiores, chamados de "pedúnculos calicinais" no jargão urológico, são formados pela confluência de dois a quatro cálices menores. Situam-se no plano frontal do rim e no mesmo plano da pelve renal. Em dois terços dos casos, existem dois cálices maiores: superior e inferior, e em quase um terço dos casos, três: superior, médio e inferior. O comprimento e a largura dos cálices maiores variam, mas todos convergem para a pélvis renal.[41]

2.2.2. Os cálices menores (ou "fundos dos cálices") são ductos moldados sobre as papilas renais. Formam cavidades convexas para o exterior, cujo número é igual ao das papilas renais (8 a 12). Com um comprimento de 1 a 2 cm, inserem-se na periferia das zonas crivosas através de um anel fibroso circular denominado fórnix. Este define um canal peri-papilar à volta dos cones papilares. O fórnix, que assegura a continuidade entre a cápsula do seio renal e a adventícia da VES, é frágil e rompe-se em caso de aumento súbito da pressão da urina no interior da VES. Os cálices menores são multidireccionais e, tal como acontece com as papilas, existem cálices menores simples e compostos. O cálice menor composto é maior e corresponde à união de vários cálices simples em torno de uma papila composta. No total, a capacidade do VESI é inferior a 3 cm3.[41]

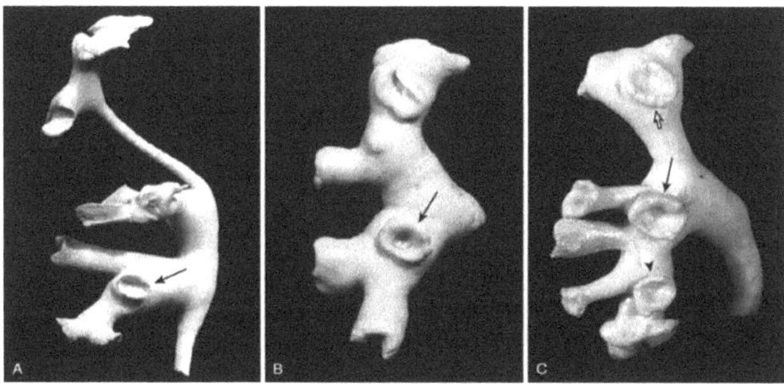

Figura 6[43] : (A) Vista anterior mostrando o cálice menor perpendicular drenando para o grupo calicial inferior (seta). (B) Vista anterior mostrando o cálice menor perpendicular drenando para o grupo calicial inferior (seta) muito próximo da pelve renal. (C) Vista anterior mostrando o cálice menor perpendicular fluindo para a pelve renal (seta). Este molde também mostra um cálice menor perpendicular fluindo para o grupo calicial superior (seta aberta) e um cálice menor perpendicular fluindo para o grupo calicial inferior (ponta de seta).

2.2.3 Orientação do cálice :

a- Orientação da pelve renal e dos cálices principais[41] : (figura 7)[44]

O VESI está no centro do seio renal. Os cálices maiores e a pelve renal estão situados no plano do seio renal, que, devido à obliquidade do rim, varia de 30 a 50° posterior ao plano coronal. O cálice maior superior é longo e estreito, ascendendo em direção ao pólo superior, em continuidade com o eixo ureteral. Devido à curvatura lombar, os rins são inclinados aproximadamente 25° para baixo e para frente no plano sagital. Assim, o eixo do cálice superior é aproximadamente 30° posterior ao plano horizontal, passando pelo eixo ureteral. O cálice maior inferior é mais curto e mais largo, fazendo um ângulo variável (em média 60°) com o eixo ureteral. Recebe os cálices médios menores, exceto quando existe um cálice médio maior. Em seguida, drena para a pelve renal em um ângulo de 90° em relação ao eixo vertical do ureter.[41]

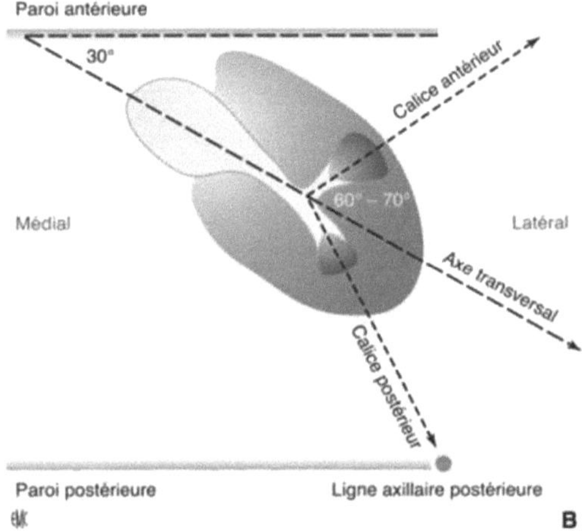

Figura 7[44] : Orientação da pelve renal e dos cálices principais

b- Orientação dos cálices menores :

Os cálices menores são multidireccionais e estão localizados em linha com as pirâmides renais e as suas papilas. Há mais de um século que os anatomistas se interessam pela direção dos cálices menores. Em 1901, Brödel[45] demonstrou que os cálices anteriores eram mediais e os posteriores laterais. Posteriormente, Hodson[46] demonstrou o contrário. A controvérsia foi resolvida no início dos anos 80, quando se demonstrou que o rim direito era **do tipo Brödel** em 70%

dos casos e o rim esquerdo era **do tipo Hodson** em 80% dos casos. Por outras palavras, os cálices laterais menores do rim direito são posteriores em 70% dos casos. No esquerdo, 80
% dos cálices laterais menores são anteriores. [41]

♣ **Configuração de Brödel: (Figura 8.A)**[47]

A lobulação posterior proeminente é lateralizada, o que alonga e projecta lateralmente o cálice posterior. O ângulo entre os cálices e o plano sagital que passa pelo hilo é de 60 a 70° para os cálices anteriores e de 10 a 30° para os posteriores. Os cálices posteriores estão, portanto, localizados no plano avascular de Brödel. [41]

♣ **Configuração de Hodson: (Figura 8.B)**[47]

O ângulo dos cálices posteriores com o plano sagital é de 60° a 70°, enquanto que o dos cálices anteriores é de 10° a 30°. De acordo com o trabalho de Keith, o rim direito corresponde mais à configuração de Brödel, enquanto o rim esquerdo corresponde à configuração de Hodson. [41]

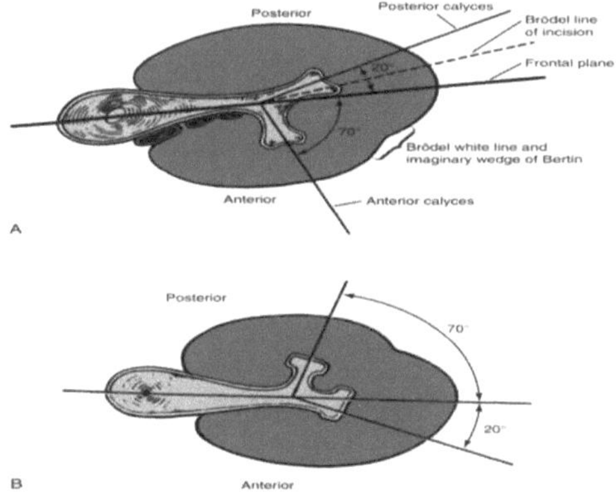

Figura 8[47] : Configuração do tipo Brödel (A) encontrada em 70% dos rins direitos e configuração do tipo Hodson (B) encontrada em 80% dos rins esquerdos.

Na cirurgia percutânea, estas duas configurações são muito úteis para planear as vias de punção adequadas, seja para um simples cálculo ou para cálices mais inacessíveis. Outros trabalhos que estudaram o sistema coletor renal, a sua configuração, orientação no espaço e relações vasculares incluem a famosa série de autópsias de **FRANCISCO JOSE BARCELLOS SAMPAIO**[40] :

Este interessante trabalho permitiu compreender a complexa anatomia do sistema coletor renal e as suas relações vasculares, o que nos permite aperfeiçoar os procedimentos endo-urológicos de forma mais eficaz, com maior precisão cirúrgica e menos complicações, nomeadamente hemorragias. Por exemplo, o SAMPAIO divide o sistema pielocecal em dois grupos com morfologias diferentes: A e B (**Figura 9**)[48] .

🔸 **No grupo A1** (45%), a zona mediana (pelve renal) é drenada pelos cálices menores, que por sua vez dependem do grupo caliceal inferior e/ou superior.[49]

🔸 **No grupo A2** (17%), a zona medial do rim é drenada pelo cruzamento dos dois cálices, um drenando o grupo calicial superior e o outro o grupo calicial inferior simultaneamente.[49]

🔸 **No grupo B1** (21%), a zona medial do rim é drenada pelos cálices principais, independentemente do grupo caliceal inferior ou superior.[49]

🔸 **No grupo B2** (17%), a zona mediana do rim é drenada por um ou quatro cálices menores que entram diretamente na pélvis renal.[49]

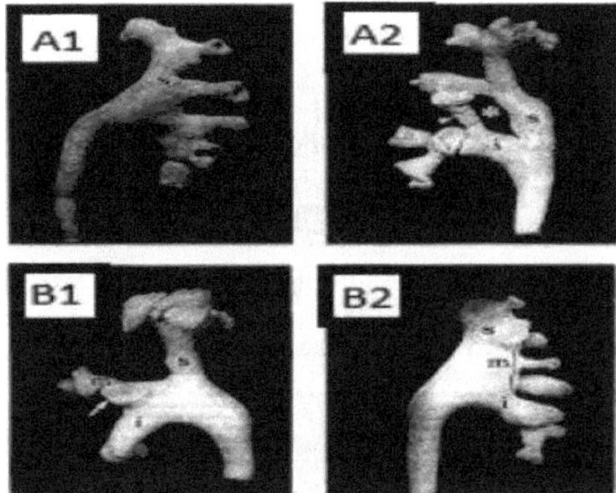

Figura 9[48] : Anatomia do sistema calcificado segundo "Francisco José Barcellos Sampaio".

O trabalho do SAMPAIO sobre a anatomia do sistema calicial sugere o possível papel preditivo de factores anatómicos representados pelo comprimento da haste calicial (IL), o seu diâmetro (IW) e o ângulo pielo-calicial inferior (IPA) na taxa de sucesso da USSR ou LEC (**Figura.10**) [50]

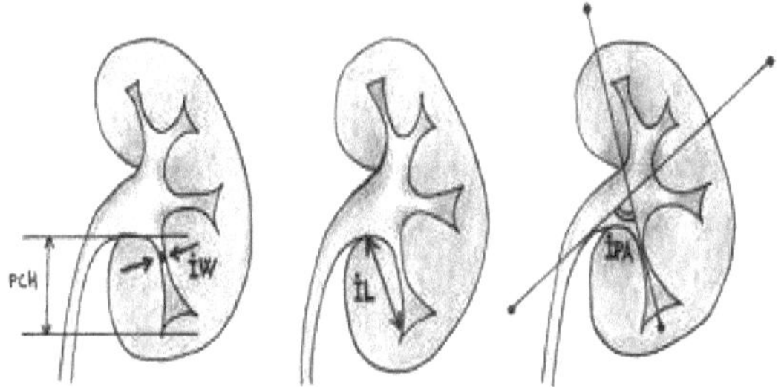

Figura 10[50] : Diagrama dos parâmetros morfométricos pielocecais:
IPA: Ângulo pielo-caliceal: medido de acordo com Sampaio: Eixo do cálice
inferior com o eixo da pelve.
IL: Comprimento da haste do cálice.
IW: Diâmetro desde o infundíbulo até à parte mais estreita do caule
PCH: pyelo calici height.

3. Anatomia da calcificação inferior e sua aplicação em endo-urologia:

As opções de tratamento para o pólo inferior incluem ondas de choque (LEC), cirurgia intra-renal retrógrada (RIRS) e NLPC. A litotrícia extracorporal oferece a vantagem de um tratamento ambulatório minimamente invasivo, com um tempo de procedimento relativamente curto, mas tem taxas de sucesso limitadas na remoção de fragmentos, variando entre 25-85%. Isso se deve, pelo menos em parte, à expulsão dos fragmentos e não à fragmentação do cálculo em si, já que os fragmentos gerados durante a LEC podem, muitas vezes, permanecer no cálice, onde podem atuar como um nidus para a recorrência do cálculo. Por esta razão, as suas taxas de sucesso são particularmente afectadas pela anatomia desfavorável: cálice longo (10 mm), infundíbulo estreito. Os factores anatómicos e a possibilidade de cálculos com uma composição particularmente dura podem ser ultrapassados através de abordagens cirúrgicas (URSS ou NLPC), tendo ambas beneficiado dos avanços tecnológicos, incluindo a deflexão dos ureteroscópios e a minimização do acesso, bem como da fragmentação para ajudar a melhorar as taxas sem fragmentos residuais.[51]

Tem sido frequentemente questionado se a gravidade é o único fator responsável pela litíase do pólo inferior. A incidência de litíase do cálice inferior foi calculada entre 30 e 40% desde 1990. Estes resultados levaram a um estudo mais pormenorizado e à compreensão da anatomia do cálice inferior.[52]

O primeiro parâmetro anatómico avaliado foi o comprimento infundibular. Este parâmetro foi definido como a distância entre o ponto mais distal, na base do infundíbulo, e o ponto médio, no lábio inferior da pelve renal. Outro parâmetro avaliado foi o diâmetro infundibular, que é o diâmetro no ponto mais estreito ao longo do eixo infundibular. A altura pélvica é definida como a distância entre o lábio inferior da pelve renal e o pavimento da barriga da perna (**Figura 11**).[53]

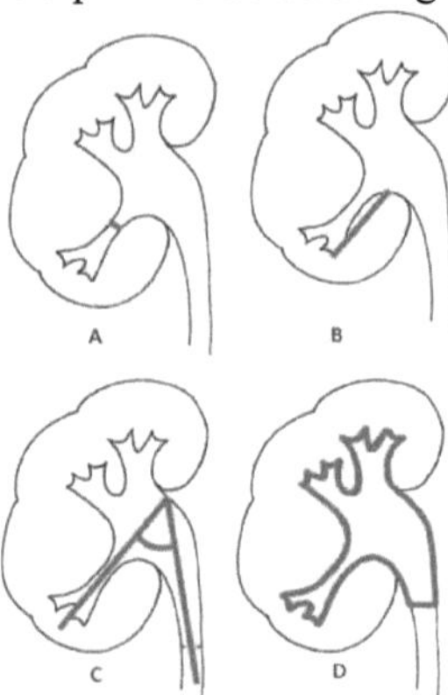

Figura 11[53] :Quatro parâmetros anatómicos do cálice inferior calculados, a largura do infundíbulo (A), o comprimento do infundíbulo (B), o ângulo infundibulopélvico (C) e o volume do sistema coletor (D).

Outros parâmetros anatómicos incluem o pólo inferior: Os ângulos infundíbulo-ureterais: O ângulo pélvico-infundibular a **(PIA-a) é** um ângulo entre o eixo central do infundíbulo do pólo inferior e uma linha tangencial à pélvis renal. O **IPA-b é um ângulo entre o eixo central do infundíbulo do pólo** inferior e o eixo pélvico. O ângulo infundíbulo-ureteropélvico-a **(IUPA-a)** é um ângulo entre o eixo central infundibular e o eixo ureteral perpendicular, enquanto o IUPA-b é um ângulo entre o eixo central infundibular e o eixo ureteral oblíquo **(Figura 12).**[54]

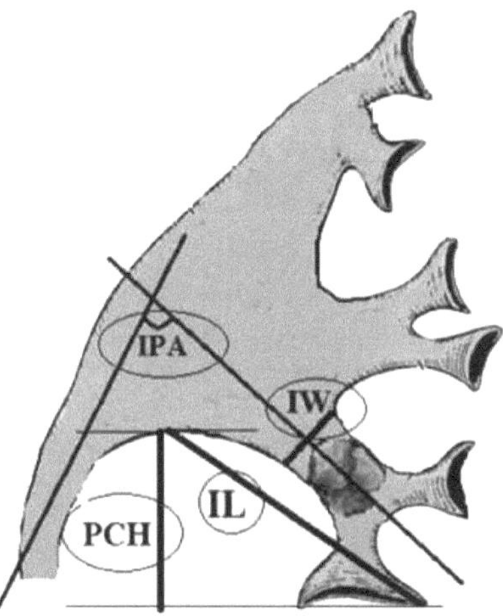

Figura 12[54] : **IW**, medido como o ponto mais estreito ao longo do eixo do infundíbulo inferior. **IL**, medida como a distância entre o ponto mais distal do cálice que contém o cálculo e o ponto médio do lábio inferior da pelve renal. **PCH**, medida como a distância entre o lábio inferior da pelve renal e o fundo do cálice inferior. O **IPA foi** determinado pela intersecção do eixo infundibular e do eixo ureteropélvico.

A lógica subjacente à avaliação dos factores anatómicos baseia-se na sua importância na remoção dos fragmentos. É importante ressaltar que a eficácia de qualquer método de tratamento da litíase depende tanto da fragmentação quanto da posterior remoção dos fragmentos. O estudo pioneiro de Sampaio e Aragao[55] investigou a anatomia dos cálices do polo inferior, reproduzindo o sistema coletor em 3D através de moldes de resina de poliéster. O fato sobre o comprimento infundibular é que quanto maior ele for, mais difícil será a expulsão dos fragmentos após a LEC. Quando o diâmetro infundibular foi avaliado, um limiar de 5 mm foi associado a taxas de SFR (fragmento residual livre) significativamente diferentes. Se o diâmetro infundibular fosse igual ou superior a 5 mm, as taxas de eliminação de fragmentos eram melhores, o que é lógico porque quanto mais largo for o colo infundibular, mais fácil é a passagem dos fragmentos. A altura pélvica do cálice portador de cálculo mais baixo (PCH) foi comparada com a pelve renal e concluiu-se que é mais difícil a expulsão de fragmentos com altura superior a 15 mm. Isto deve-se ao facto de, neste caso, os fragmentos terem de se deslocar contra a gravidade por uma distância maior. O princípio geral subjacente aos diferentes ângulos é que quanto mais acentuado

21

for o ângulo, mais difícil é obter um estado sem fragmentos residuais. Em particular, um ângulo superior a 90 graus facilita a drenagem dos fragmentos após a LEC.[56]

Elbahnasy et al.[57] relataram 100% de SFR após LEC em pacientes com um ângulo infundíbulo-pélvico de -90 graus. As medições foram baseadas em estudos de urograma intravenoso (IVU). Claramente, quando um pólo inferior é drenado por um único infundíbulo, os fragmentos têm uma maior hipótese de eliminação. [58] **(figura 13)**[59]

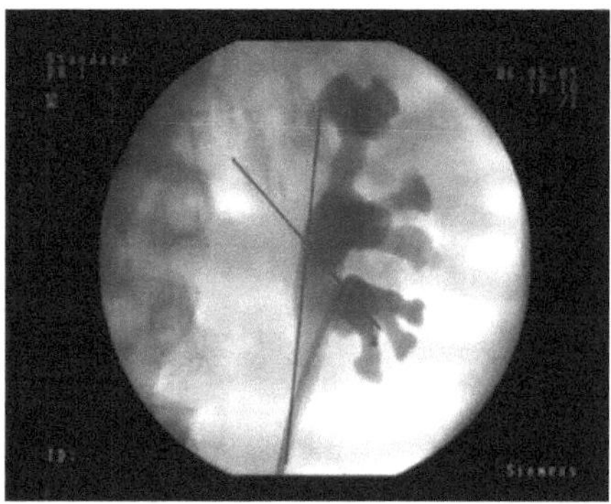

Figura 13[59] : Ângulo infundibulopielo-ureteral de ELBAHNASSY: abordagem ureteroscópica ao cálice inferior utilizando o desvio ativo primário.

Numa análise retrospetiva efectuada por **Sabnis**[60] de 133 doentes que receberam terapia por ondas de choque, o ângulo de calcificação pélvica, o diâmetro do infundíbulo e o padrão de calcificação inferior foram determinados no IVUS. Concluíram que um ângulo de 90 graus, um comprimento infundibular de 15 mm e uma largura infundibular de 5 mm eram favoráveis à eliminação fragmentária (Nível de evidência: 3/B).[61]

Knoll et al[62] concluíram que a avaliação dos parâmetros seleccionados é difícil e apresenta uma elevada variação nos resultados. A inexperiência na medição de ângulos específicos e a má qualidade das imagens podem limitar uma avaliação correcta.

O grande número de rins com anatomia inadequada para a remoção de fragmentos de litíase do pólo inferior pode explicar o mau resultado do tratamento por ondas de choque ao nível do cálice inferior. Estudos prospectivos determinarão o valor clínico das avaliações anatómicas. Outro estudo retrospetivo de **Onal et al.**[63] não relatou nenhum impacto significativo na depuração dos parâmetros acima na taxa livre de fragmentos residuais após o tratamento com LEC. Outros estudos também não relataram qualquer correlação entre os parâmetros anatómicos na taxa de eliminação de fragmentos. A razão para a controvérsia reside na diversidade de métodos utilizados para medições por vários autores, devido à falta de consenso de uma abordagem normalizada, bem como a limiares mal definidos. Neste caso, o advento da ureteroscopia flexível parecia resolver este problema anatómico, permitindo o acesso rotineiro ao sistema coletor intra-renal. No entanto, fomos confrontados com um outro problema, o da deflexão máxima no pólo inferior, que por sua vez é reduzida pela utilização de uma pinça de cesto para reposicionar o cálculo inferior do cálice em linha reta. Mesmo que o cesto de 3 fr seja bastante flexível, podemos ainda perder 10° a 45° de deflexão máxima.[64] **(Figura 14)**[65]

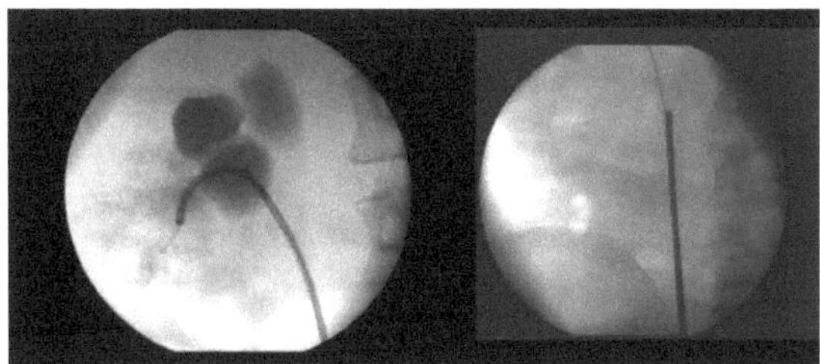

Figura 14[65] : deflexão do ureteroscópio no pólo inferior e reposicionamento do cálculo no eixo ureteral.

Este facto levou os fabricantes de equipamento endo-urológico a pensar em eliminar a interferência na deflexão do ureteroscópio. Daí a recente inovação, sob a forma de cestos e pinças **de nitinol**, que permitem agora uma deflexão quase completa dos ureteroscópios flexíveis com estes instrumentos colocados. **(Figura 15)**[66]

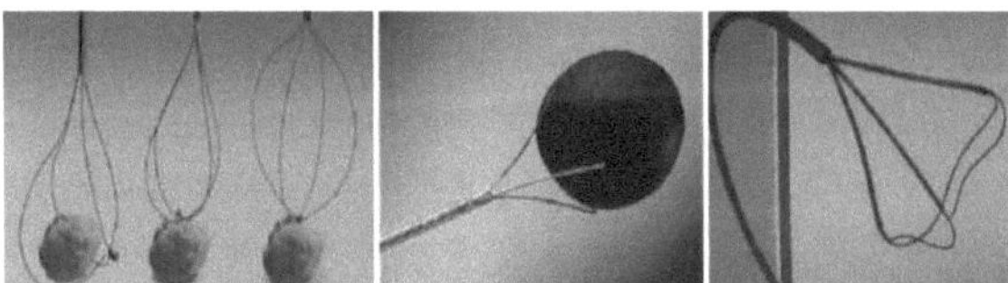

Figura 15[66] : instrumentos de extração para a URSS: cesto de Nitinol® sem ponta, tripé de aço e pinça de cesto de Nitinol®.

As limitações das capacidades de deflexão do ureteroscópio limitam a sua capacidade de efetuar os ângulos difíceis necessários para aceder ao cálice inferior. Além disso, mesmo quando o ureteroscópio pode ser manobrado para o cálice inferior, a colocação de instrumentos ou fibras laser no canal de trabalho pode reduzir o ângulo máximo de deflexão e impedir o acesso ou o exame subsequente da carga de litíase.Landman et al[67] referiram uma taxa de insucesso de 21% a 42% devido à incapacidade de aceder eficazmente ao pólo inferior. Esta limitação do ureteroscópio à deflexão caliceal inferior levou ao desenvolvimento de um ureteroscópio de dupla deflexão. Com um segundo ponto de deflexão unidirecional, mais proximal, controlado por uma alavanca separada, este ureteroscópio tem a capacidade de obter uma maior deflexão global e pode, por conseguinte, ser significativamente benéfico no tratamento da litíase do cálice inferior. Outra vantagem do ureteroscópio de dupla deflexão é que permite a utilização de instrumentos maiores no canal de trabalho com menor impacto na deflexão global. **(Figura 16)**[68]

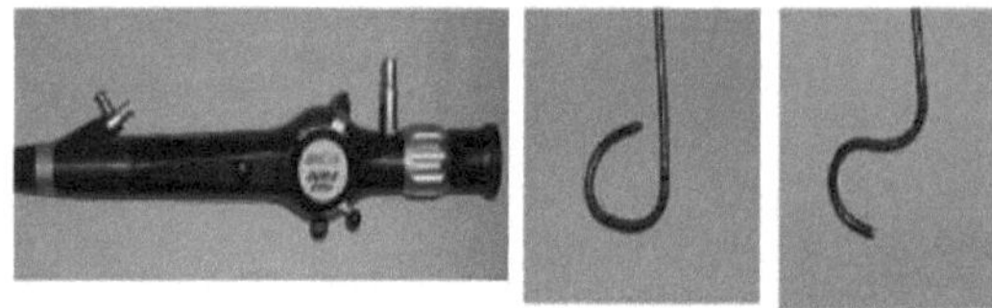

Figura 16[68] : ureteroscópio flexível (ACMI DUR-8 Elite) com dupla deflexão.

Shvarts et al[69] verificaram que os cestos de nitinol, as fibras laser de 200 μ e 360μ diminuíram o ângulo máximo de desvio em 4,4%, 9,9% e 27,7%, respetivamente. É importante recordar que a utilização da fibra laser de 500 μ não é recomendada devido ao risco de rutura da fibra e de danos no ureteroscópio. Atualmente, foram introduzidos dois ureteroscópios flexíveis de nova geração, o Flex-X (Karl Storz) e o DUR-8 Elite (ACMI), com resistência ao esmagamento e dupla deflexão de 270°. O DUR-8 Elite tem uma segunda deflexão ativa localizada mais perto da ponta, permitindo uma deflexão máxima de 270°, bem como uma deflexão em forma de S. No entanto, estas deflexões elevadas aumentam a fricção no canal de trabalho, que pode resistir à abertura de um cesto com a ponta deflectida ao máximo. Além disso, a deflexão máxima aumenta o risco de trauma iatrogénico, pelo que a hemorragia ou a perfuração podem afetar negativamente os resultados do tratamento.[70]

V. LITÍASE URINÁRIA

A incidência e a prevalência da urolitíase estão a aumentar; embora, inevitavelmente, a crescente disponibilidade de imagiologia transversal tenha alguma contribuição para este aumento dos diagnósticos, não pode assumir toda a culpa. A urolitíase é agora mais frequentemente identificada como um sintoma de uma doença mais sistémica que tem uma constelação de sinais e queixas. Os autores pretendem descrever as causas precipitantes da urolitíase, juntamente com uma discussão abrangente das actuais tendências operatórias disponíveis para o endo-urologista praticante. Apesar de ser amplamente adequado para os formandos da formação básica, em algumas partes a discussão vai para além do que é esperado durante a formação cirúrgica básica e passa para tópicos de debate na formação especializada superior.[71]

1. Epidemiologia :

A calculose urinária é uma doença comum que tem vindo a aumentar há mais de meio século nos países industrializados e atualmente nos países em desenvolvimento, com um perfil epidemiológico comum à maioria dos países. Ao longo do século XXe , a litíase urinária tornou-se essencialmente uma forma de litíase do trato superior, formando-se nos rins de adultos entre a terceira e a sexta décadas de vida. A prevalência depende da idade, sexo, raça e geografia, tendo-se observado um aumento nos últimos 25 anos, independentemente da origem étnica, sendo a composição mais comum o oxalato de cálcio (80%). [71]

Tem-se questionado frequentemente se a gravidade, devido ao seu gradiente anatómico, é o único fator responsável pela litíase do pólo inferior. A incidência de litíase nos cálices renais inferiores aumentou de 2% em meados da década de 1980 para 48% no início da década de 1990.[72]

O aumento da utilização de modalidades de imagiologia é considerado um fator importante no número global. No Reino Unido, o risco de desenvolver uma doença de pedra ao longo da vida situa-se entre os 5% e os 10%, enquanto nos EUA é de 6% nas mulheres e de 12% nos homens. Oitenta por cento dos cálculos urinários são à base de cálcio e parecem envolver desproporcionadamente indivíduos economicamente activos, o que conduz inevitavelmente a um encargo substancial para a sociedade.[71]

Embora as proporções entre os sexos sejam tradicionalmente aproximadas a 2/3:1 (M:F), os dados mais recentes sugerem uma mudança significativa nesta distribuição dinâmica, com uma redução desta diferença para menos de 2:1, respetivamente. A incidência aumenta a partir dos 20 anos de idade e atinge o seu pico entre os 40 e os 60 anos. As mulheres começam mais tarde (aos vinte anos) e a incidência atinge o pico mais cedo antes de diminuir para 1/1000/ano no final dos quarenta anos. A recorrência da urolitíase é um tema difícil de abordar, devido à heterogeneidade dos factores envolvidos, sendo poucos os estudos que fornecem dados fiáveis. Em geral, as séries de casos indicam que 30 a 40% dos doentes que não são tratados desenvolverão outro caso de urolitíase no prazo de 5 anos. [73]

2. teorias da litogénese :

•Teoria da partícula fixa:

Esta teoria favorece a nucleação de cristais diretamente no epitélio renal danificado. A presença subsequente de cristais aumentará ainda mais a turbulência do fluido e impedirá o fluxo de urina que, por sua vez, espalhará os cálculos localmente ou "filtrará" os cálculos que se formam noutro local do rim e ficam presos. Com o tempo, o túbulo fica bloqueado pela acumulação de cristais.[71] **(figura 17)**[74]

•Teoria das partículas livres:

A supersaturação da urina de um indivíduo com oxalato de cálcio leva à nucleação espontânea de cristais, que ao longo do tempo leva a uma maior acumulação e alargamento. No entanto, esta teoria tem sido posta em causa, uma vez que os cristais recém-formados não permanecem no rim durante um período de tempo suficiente para permitir o seu crescimento e, eventualmente, causar a oclusão tubular.[71]

•Teoria dos inibidores:

Apesar dos mecanismos descritos e do consenso sobre a super saturação do oxalato de cálcio, apenas uma pequena percentagem de humanos produz cálculos. A urina deve portanto conter inibidores de cristalização. Este conceito foi confirmado por Howard e Thomas, que demonstraram que a urina de indivíduos saudáveis podia impedir a calcificação da cartilagem de ratos, ao passo que a urina de antigos doentes com litíase de oxalato de cálcio não o fazia.[71]

Magnésio: pensa-se que forma fortes complexos iónicos com o oxalato e que tem um impacto negativo na nucleação dos cristais de oxalato de cálcio. Na urina, aumenta a concentração de oxalato necessária para exigir a precipitação espontânea do oxalato de cálcio. No entanto, vários ensaios em seres humanos não demonstraram que a administração de magnésio reduz a urolitíase baseada no cálcio e, por conseguinte, o seu efeito benéfico é provavelmente menor.[71]

Citrato: estudos demonstraram que o citrato inibe a cristalização da nucleação e agregação do oxalato de cálcio, ligando-se ao cálcio para formar um complexo que forma um composto solúvel. A hipocitratúria é considerada um fator de risco para a urolitíase.[71]

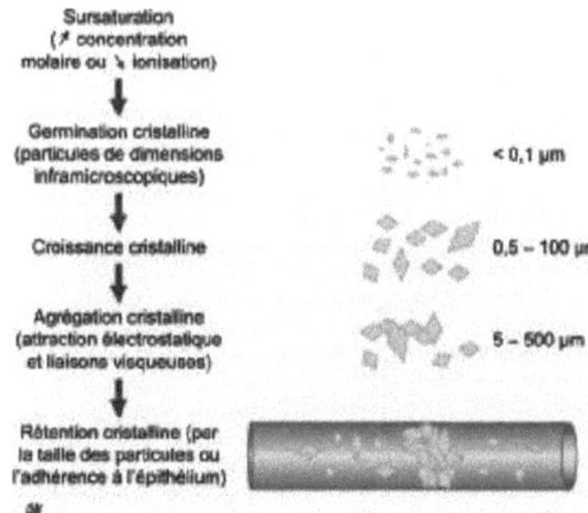

Figura 17[74] : ilustração das principais etapas da litogénese.

3. O impacto da anatomia pielocaval na litogénese do pólo inferior:

O evento central na formação da litíase é a super saturação do cristalino. A litogénese é multifatorial. Anomalias anatómicas como rins medulares esponjosos, divertículos calcificados ou obstrução da junção pieloureteral podem também predispor à formação de cálculos devido ao aumento da retenção de cristais. No entanto, nem todos os cálculos renais estão associados às anomalias anatómicas associadas à obstrução urinária, sendo o cálice inferior o melhor exemplo. O tratamento dos cálculos do cálice inferior continua a ser objeto de grande debate, uma vez que as taxas de sucesso da LEC têm sido muito inferiores às dos cálculos do cálice superior e médio.[75]

Um ângulo infundibulopélvico agudo (IPA), um colo infundibular estreito (IW) e um comprimento infundibular longo do cálice inferior (IL) foram descritos como factores adversos importantes para a eliminação de cálculos. Estes factores desfavoráveis podem também desempenhar um papel na formação de litíase.[76]

Existem factores etiológicos extrínsecos e intrínsecos para a litogénese calcária inferior e são os mesmos para ambos os rins. No entanto, a formação de litíase unilateral ocorre com maior frequência. A densidade dos cristais e a estrutura anatómica do sistema coletor renal, que reduz a velocidade do fluxo urinário, são factores que podem influenciar a litogénese. Os autores correlacionaram essa caraterística com uma maior prevalência de cálculos nessas áreas no momento da litotripsia. Assim, a anatomia do sistema coletor do pólo inferior torna-se um fator importante na formação da litíase.[77]

4. Classificação morfoconstitucional dos cálculos :

O exame morfoconstitucional de um cálculo é essencial para estabelecer a concordância diagnóstica dos mecanismos litogénicos que deram origem ao cálculo. Esta tipagem morfológica inclui uma análise visual da superfície e da secção do cálculo. O CLAFU (Comité de Litíase da Associação Francesa de Urologia) propõe um método para aprender a reconhecer os cálculos renais por via endoscópica.A tipagem morfológica das imagens endoscópicas correlacionada com a tipagem morfológica microscópica e o exame espetrofotométrico por infravermelhos dos cálculos tratados permitiram validar as imagens dos cálculos puros: **Ia, Ib, Id, Ie/IIa, IIb/IIIa, IIIb, IIIab/IVa1, IVa2, IVb, IVc, IVd/ Va/VIa** e cálculos mistos **IIb + Ia** com conversão cristalina, bem como as secções mistas características **(IIb + IVa1)c, (IIb + IVa1)i, IIIab + Ia.**[78]

O CLAFU fornece aos urologistas gráficos validados de reconhecimento de cálculos endoscópicos para uma melhor gestão da litíase. [78]

Os cálculos são puros em 31% dos casos. Dos cálculos puros de Whewellite, 94% são do tipo Ia e são mais comuns nos homens. Nos homens com idades compreendidas entre os 20 e os 30 anos, a Weddellite é o principal componente, enquanto a Whewellite é mais frequente a partir daí, atingindo 60% aos 50-59 anos de idade. Outros componentes principais incluem 9,4% de ácido úrico e 2,5% de estruvite. A percentagem de litíase úrica de tipo IIIa/IIIb aumenta com a idade, atingindo 20% a partir dos 60 anos. A frequência da litíase de fosfato de cálcio é estável ao longo da vida, mas duplica após os 80 anos. O tipo morfológico IVa apresenta a maior disparidade entre os sexos. Nas mulheres, 21,5% dos cálculos são fosfatados. Os tipos IVa1 e IVa2 são mais frequentes nas mulheres. Os fosfatos de cálcio são o segundo composto mais frequente nas mulheres com mais de 30 anos. Dez por cento dos cálculos são do tipo IVa1 associados à presença de Weddellite. -[79,80]

A análise físico-química dos cálculos urinários fornece informações que podem contribuir efetivamente para a compreensão dos mecanismos envolvidos na sua formação. Por isso, deve ser o primeiro passo na investigação etiológica. Ao identificar as causas da litíase, podem ser adoptadas medidas terapêuticas ou dietéticas eficazes para reduzir ou parar a recorrência.

VI. DIAGNÓSTICO

1. A forma assintomática :

Com a utilização generalizada da imagiologia tomográfica, é provável que um número crescente de doentes seja diagnosticado com um cálculo renal identificado acidentalmente. A maioria dos cálculos assintomáticos localiza-se no pólo inferior, com uma prevalência de 8-10%.[81]

Embora as indicações para o tratamento estejam bem estabelecidas, não existe um consenso abrangente sobre o momento adequado ou o tipo de intervenção para pequenos cálculos calcários inferiores assintomáticos. Alguns grupos defendem a observação, mas a intervenção é geralmente necessária na presença de cálculos de tamanho crescente, obstrução localizada, infeção associada e/ou dor crónica. A desvantagem anatómica da litíase calcária inferior torna-se particularmente importante quando se considera a LEC como tratamento de primeira linha, uma vez que a passagem espontânea de fragmentos é tão crucial como uma fragmentação adequada. Antes da introdução da LEC, os pequenos cálculos calcificados inferiores assintomáticos e minimamente sintomáticos eram tratados por conduta expetante para evitar a única terapia alternativa, a cirurgia aberta. A LEC tem sido cada vez mais utilizada para esses cálculos para reduzir o risco de complicações e a necessidade de procedimentos invasivos.[82]

A história natural dos cálculos assintomáticos do cálice inferior não foi definida para decidir se é necessária uma intervenção profiláctica. Embora alguns autores defendam a observação, um episódio sintomático ou a necessidade de intervenção foi requerido em cerca de 10% por ano e deve ser 50% dos casos no prazo de 5 anos. Kang et al[26] referem que 50% dos casos em observação necessitaram de intervenção num prazo de 19 meses. [83]

2. Manifestações clínicas e circunstâncias da descoberta :

A litíase renal pode apresentar-se com dor ou desconforto, enquanto outras sintomatologias são encontradas incidentalmente. Outras apresentações incluem hematúria persistente, hematúria intermitente ou infecções recorrentes do trato urinário. As complicações finais dos cálculos infectados podem ser fatais, incluindo pionefrose, pielonefrite xantogranulomatosa, abcessos perinefréticos ou mesmo septicemia.

O principal sintoma é a **cólica renal**, que é uma dor excruciante, classicamente descrita como a incapacidade de alcançar uma posição antálgica; em contraste com a apresentação contrastante de um abdómen contraído que causa dor em qualquer movimento, como na peritonite. Apesar disso, as duas apresentações podem muitas vezes ser confundidas uma com a outra e cabe ao clínico utilizar uma análise perspicaz para discernir o diagnóstico mais provável do **diferencial**. Deve ser dada especial atenção à apresentação insidiosa de um aneurisma da aorta abdominal com fuga, que pode apresentar-se com dor abdominal, especialmente em doentes idosos com um início súbito dos sintomas. Outros factores diferenciais a considerar incluem (sem ordem específica): patologia ovárica (incluindo torção), torção testicular em homens, apendicite, gravidez extra-uterina, etc.

A hematúria está frequentemente associada a cólicas nefríticas, mas é comum em muitas outras doenças. De facto, a ausência de hematúria dificilmente exclui a presença de litíase, uma vez que a presença de uma unidade renal completamente obstruída não contribuirá para a urina. [84]

3. Avaliação clínica :

O questionamento deve revelar os factores de risco para a formação recorrente de cálculos, incluindo antecedentes pessoais e familiares de litíase urinária e expulsão espontânea de cálculos. Outros factores predisponentes devem ser procurados: imobilização prolongada e patologias associadas à formação de cálculos, bem como anomalias anatómicas.[85]

Um doente com suspeita de urolitíase deve ter uma história clínica completa; esta pode indicar condições predisponentes como :

-Diabetes, hiperparatiroidismo primário, gota, acidose tubular renal tipo I, obesidade e diagnósticos ligados à má absorção gastrointestinal.

- Deve ser feita uma história alimentar completa, incluindo a ingestão de cálcio, sódio, líquidos, fruta, vegetais, proteínas animais, alimentos ricos em oxalato, suplementos alimentares de venda livre, vitamina C e vitamina D.

- Deve ser efectuada uma análise cuidadosa dos medicamentos, uma vez que uma variedade de fármacos pode predispor à urolitíase. Alguns medicamentos induzem alterações metabólicas que predispõem à litogénese, como os diuréticos, os inibidores da anidrase carbónica e os laxantes. Outros fármacos levam à formação de cálculos devido à super-saturação urinária do fármaco ou do seu metabolito, como a ciprofloxacina, o tri-silicato de magnésio, as sulfonamidas, o triamtereno, o indinavir, a guaifenesina e a efedrina.[86]

4. Imagiologia :

O diagnóstico por imagem é uma pedra angular na avaliação da litíase. As directrizes da American Urological Association (AUA) recomendam a realização de exames imagiológicos para estimar o impacto dos cálculos como parte de uma avaliação médica de rotina[87] . As diferentes modalidades de imagiologia utilizadas em urologia são exploradas na abordagem diagnóstica da litíase, mas existem várias considerações que deve ser feita durante este processo. A utilização do teste de diagnóstico mais adequado dependerá do cenário clínico e dos recursos disponíveis. Deve ter-se em consideração se o doente é ou não sintomático, se está planeada uma cirurgia e qual o grau de pormenor necessário relativamente à estratégia de tratamento subsequente.[88]

4.1. ASP (Abdómen sem preparação): ou AuSP (Árvore Urinária sem preparação)

A sensibilidade e a especificidade da radiografia AuSP para a identificação de cálculos são de 44-77% e 80-87%, respetivamente. A AuSP pode ser útil para diferenciar entre cálculos radiolúcidos e radiopacos e para comparação durante o acompanhamento.[89] **(Tabela 1)** [89]

Radiopaque	Poor radiopacity	Radiolucent
Calcium oxalate dihydrate	Magnesium ammonium phosphate	Uric acid
Calcium oxalate monohydrate	Apatite	Ammonium urate
Calcium phosphates	Cystine	Xanthine
		2,8-Dihydroxyadenine
		Drug-stones

Tabela 1: Características radiográficas dos diferentes tipos de litíase. [89]

4.2. Urografia intravenosa (UIV) :

Tradicionalmente, o IVUS tem sido a modalidade de imagem preferida, tanto para o diagnóstico de litíase como para o planeamento do tratamento. Trata-se de um exame que fornece informações sobre a anatomia do sistema calicial do rim, bem como sobre a função renal. Pode também ser utilizado para calcular os vários parâmetros anatómicos do cálice inferior (IPA, IL, IW). **Figura 18**[90] .

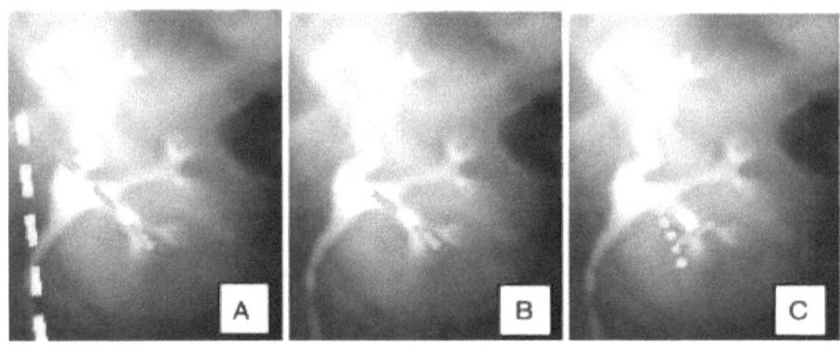

Figura 18[90] :(A) Ângulo infundibulopélvico (IPA): ângulo interior formado na intersecção do eixo ureteral e do eixo central do infundíbulo do pólo inferior. (B) Ângulo do cálice superior-inferior (ULA): O ângulo entre os eixos centrais do infundíbulo dos pólos superior e inferior. (C) IL: Distância entre o ponto mais distal da base do cálice em que foi efectuado o acesso e o ponto médio do lábio inferior da pelve renal. IW: O ponto mais largo ao longo do infundíbulo.

4.3. Ultrassom :

Para evitar a exposição desnecessária à radiação, a ecografia é o exame de diagnóstico de primeira linha preferido para crianças e mulheres grávidas. Uma vantagem adicional é o custo significativamente mais baixo da ecografia em comparação com a tomografia computorizada, que se tornou um fator importante cada vez mais realçado. Foi comunicada uma vasta gama de sensibilidades e especificidades relativamente à capacidade da ecografia para detetar cálculos urinários, provavelmente devido a variações na técnica. Uma meta-análise de estudos que examinaram a deteção de cálculos utilizando a ecografia encontrou uma sensibilidade e especificidade medianas de 61% e 97%, respetivamente.[91] Uma desvantagem adicional da ecografia é que não mede de forma fiável o tamanho dos cálculos. A ultrassonografia normalmente superestima o tamanho do cálculo em cerca de 2 milímetros, e a superestimação aumenta em cerca de 20% a cada 2 cm de aumento na profundidade. Foram desenvolvidos métodos para melhorar a medição do tamanho, como a medição da largura da sombra do cálculo, mas a imprecisão mantém-se. De facto, a TC pode ser equivalente à ecografia no diagnóstico inicial de litíase numa situação de emergência. Um ensaio aleatório de doentes num serviço de urgência não encontrou diferenças significativas na precisão do diagnóstico[92] .(**figura 19**[93]).

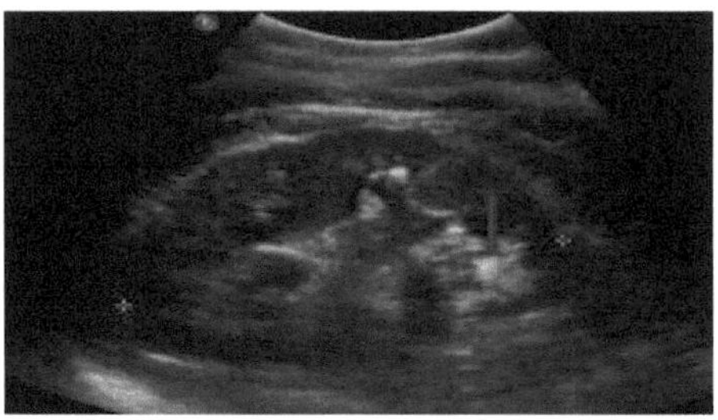

Figura 19[93] : imagem ultra-sonográfica de litíase calcária inferior.

4.4.Tomografia computorizada (TC) :

Quando existe suspeita clínica de litíase, a TC/CPD de baixa dose (sem injeção de contraste) é o método de diagnóstico preferido para a maioria dos indivíduos não obesos. Os indivíduos obesos requerem normalmente uma TC/CPD de dose padrão. É frequentemente utilizada porque tem uma sensibilidade e especificidade estimadas para a deteção de litíase de cerca de 100%.[94]

Além disso, fornece uma medida de atenuação sob a forma de **unidades Hounsfield (HU)**, que ajudam a determinar a composição do cálculo. Os cálculos de ácido úrico são tipicamente inferiores a 400 HU, enquanto os cálculos de oxalato de cálcio são de 600 a 1200 HU. (**figura 20**)[95]

Devido à sua precisão diagnóstica e à sua capacidade de ajudar no planeamento da gestão, o American College of Radiology e a American Urological Association recomendam a TC como a modalidade de imagem de primeira linha para os doentes com cólica renal. As desvantagens da TC são a exposição à radiação e o custo mais elevado em comparação com a ecografia e a RM (**Quadro 2**: Recomendações da EAU).[89]

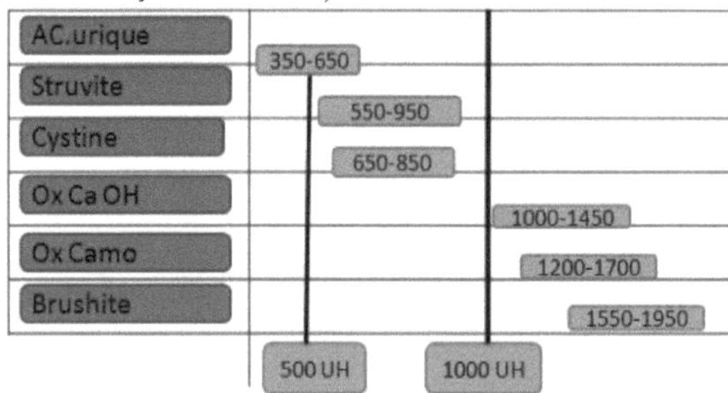

Figura 20[95] : Densidade (HU: unidade Hounsfield) e natureza dos cálculos.

A anatomia do pólo inferior é classicamente estudada num urograma intravenoso (IVU). No entanto, o IVUS está a ser gradualmente eliminado da prática clínica como técnica imagiológica de eleição, uma vez que a TC tem vindo a ser utilizada com maior frequência no diagnóstico da urolitíase. Com o desenvolvimento da imagem tridimensional, a tomografia computorizada helicoidal tridimensional **(3D-HCT)** é um exame comummente utilizado no estudo de muitas patologias renais, como litíase, tumores, anomalias vasculares e também no estudo da anatomia vascular em dadores renais. Apesar de uma diretriz da Associação Europeia de Urologia (EAU) já ter recomendado que a TC é preferível porque permite a reconstrução tridimensional do sistema coletor, bem como a medição da densidade dos cálculos e da distância pele-litíase[96] . Existem poucos estudos prospectivos que comparem as medições anatómicas do sistema coletor inferior obtidas por IVUS com as obtidas por tomografia computorizada helicoidal tridimensional (3D-HCT). Um estudo relatou que não houve diferença significativa nas medidas do IPA inferior obtidas com 3D-HCT em comparação com os valores obtidos com IVUS. No entanto, verificámos que existem algumas diferenças entre a 3D-HCT e o IVUS na prática clínica de rotina.[97] Para além de contribuir para o planeamento do tratamento através da determinação da carga, localização, composição e fragilidade da litíase, a 3D-HCT também desempenha um papel importante na avaliação pré-cirúrgica de doentes candidatos a procedimentos de intervenção (NLPC). Estes incluem a avaliação da posição do rim, a orientação do sistema pielocaval e a relação do rim com vários órgãos circundantes, como o baço, o fígado e o cólon. Vários parâmetros cruciais para um acesso caliceal bem sucedido, incluindo a localização do cálice posterior e o ângulo entre os cálices, podem ser avaliados de forma fiável utilizando 3D-HCT. As reformas multiplanares e o pós-processamento 3D tornaram a visualização do sistema calicial precisa e fácil. Do mesmo modo, para os doentes candidatos a LEC, a distância pele-calcâneo é um parâmetro importante para o sucesso. Cálculo adicional de IPA, IL e IW no pólo inferior.[98] **(figuras:21[99] - 22 -23).**[100101]

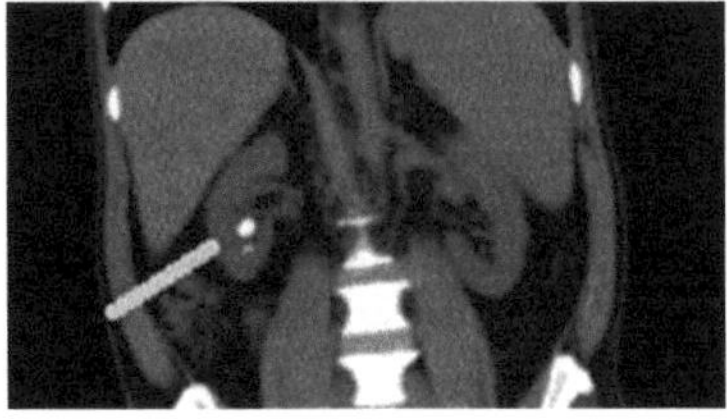

Figura 21[99] : Tomografia computorizada sem injeção de uma litíase de 15 mm de comprimento no cálice inferior direito (1500 unidades Hounsfield).

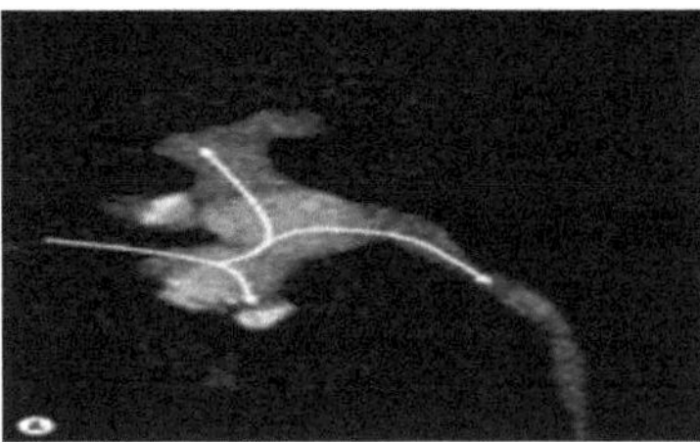

Figura 22[100] : Imagem de reconstrução 3D-HCT que mostra a importância do planeamento anatómico 3D das vias NLPC.

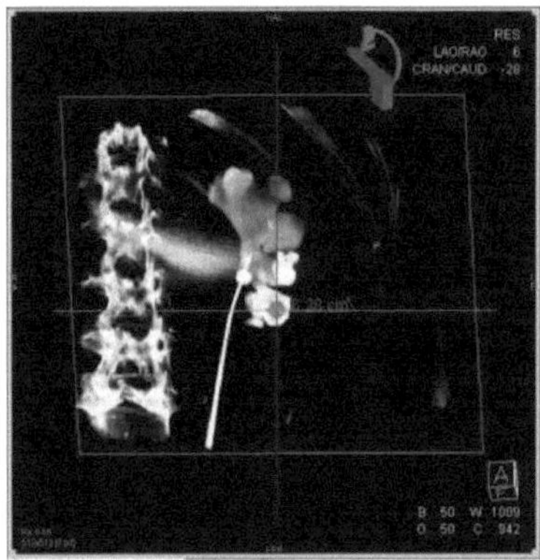

Figura 23[101] : O URODYNA-CT fornece uma orientação tridimensional a laser para a punção do cálice inferior antes da litotomia percutânea.

4.5.Imagem por ressonância magnética (MRI) :

A RMN é utilizada de forma muito limitada no diagnóstico da urolitíase. Tem uma sensibilidade e especificidade médias para a deteção de cálculos renais de 82% e 98%, respetivamente. A RM é tipicamente recomendada para mulheres grávidas no primeiro trimestre após uma ecografia sugestiva do diagnóstico. No entanto, o seu papel fora deste contexto é limitado devido ao elevado custo e ao longo tempo de aquisição.[102]

Recommandation	NP	GR
Analyse minutieuse de l'anatomie du système collecteur.	3	A
La TDM est préférable car elle permet une reconstruction 3D du système collecteur. L'UIV peut être aussi réalisée.		
En cas de fiévre , de rein unique, ou de doute diagnostic, l'imagerie doit être réalisée.	4	A
Après une échographie, la NCCT doit être réalisée car elle a une sensibilité supérieure à celle de l'UIV.		
NP: niveau de preuve GR: grade UIV: urographie intra veineuse NCCT: tomographie calculée sans contraste		

Quadro 2[89] : Recomendações da EAU 2016, diagnóstico por imagem da litíase renal.

5. Biologia :

É semelhante para todos os doentes e inclui:

• Contagem de células sanguíneas, electrólitos, creatinina, cálcio, ácido úrico e, se estiver presente uma infeção do trato urinário, proteína C-reactiva (PCR).

• O estado de coagulação do sangue deve ser avaliado antes da operação.

• A análise da urina é suficiente para o rastreio de rotina, com cultura de urina nos casos em que há sinais de infeção do trato urinário.

• Os doentes com elevado risco de recorrência de litíase devem ser submetidos a uma análise mais específica, de acordo com as directrizes da EAU sobre avaliação metabólica.

• A análise dos cálculos é fundamental para uma avaliação metabólica mais aprofundada. Os doentes devem ser instruídos para filtrarem a urina e recuperarem um cálculo para análise.

• deve ser confirmada uma função renal normal. O procedimento analítico preferido é a espetroscopia de infravermelhos ou a difração de raios X. Podem ser obtidos resultados equivalentes por microscopia de polarização.

• A análise química (química húmida) é geralmente considerada obsoleta.[89]

VII. TRATAMENTO

O tratamento ideal para os doentes com cálculos renais inferiores ainda está a ser definido. A litotripsia extracorporal, a ureteroscopia e a nefrolitotomia percutânea são atualmente utilizadas para tratar estes doentes. Estes métodos têm tido diferentes graus de sucesso. A influência da anatomia do sistema coletor nos resultados continua a ser o fator que determina a escolha do tratamento.

1. Litotrícia extracorporal por ondas de choque (ESWL) :

Introduzida no início da década de 1980, a LEC transformou o tratamento da urolitíase. Existem quatro componentes em qualquer sistema de LEC: o gerador, o dispositivo de focagem, o meio de acoplamento (ao corpo) e o tipo de imagem utilizado para detetar a litíase (fluoroscopia e/ou ultra-sons). As ondas de choque são geradas por uma fonte externa ao doente e são transmitidas através de um meio de acoplamento (normalmente água) para a pele do doente. A partir daí, convergem ao atravessar os tecidos moles até ao ponto de intensidade máxima concentrado na litíase. As ondas são constituídas por um pico de pressão positiva seguido de uma onda de pressão negativa, o que provoca a fragmentação da litíase através de uma combinação de cisalhamento e cavitação. [103]

As bolhas de cavitação criadas na superfície da litíase pelas ondas implodem na superfície, causando jactos de alta velocidade que corroem a superfície da litíase. O disparo do litotritor a uma velocidade elevada faz com que a segunda onda atinja as bolhas de cavitação recém-formadas antes de estas implodirem. Esta "nuvem de bolhas" faz com que a energia seja absorvida e dissipada para ajudar a fragmentar ainda mais o cálculo.[104]

Os tipos de geradores de ondas de choque não mudaram ao longo dos anos e consistem em geradores electro-hidráulicos, electromagnéticos ou piezoeléctricos. **(Figura 24)** [71]

Novas teorias para a decomposição do cálculo favorecem a utilização de fontes de ondas de choque com zonas focais maiores. A utilização de uma parametrização adequada para cada tipo de cálculo pode aumentar significativamente a eficácia e a segurança da ECL. Todos os urologistas precisam de estar cientes das novas tendências na investigação do ECL. -[105106]

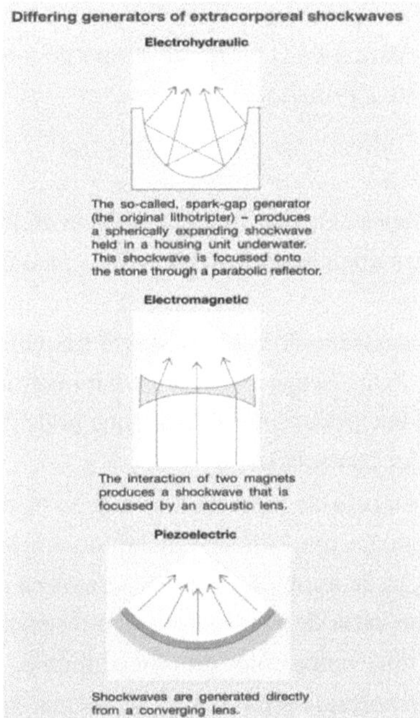

Figura 24[71] : diferentes tipos de geradores de ondas de choque.

•As contra-indicações relativas (em que a ECL tem u m a taxa de sucesso inferior) incluem:

- Rim em forma de ferradura (devido à inserção mais elevada do ureter na pélvis renal).

- Obesidade.

- A dureza da litíase (1.000 unidades Hounsfield).

- Litíase calcificada inferior que não preenche os critérios de

Sampaio e d'Aragao[40] .

- Os pacemakers não estão contra-indicados   no tratamento de LEC.

- Os doentes que estejam a tomar medicação antiplaquetária (por exemplo, aspirina) terão d e a suspender antes de iniciar o tratamento.

- Os quistos renais simples, ou mesmo os cálculos nos rins poliquísticos, não constituem uma contraindicação.

Deve ser dado um reconhecimento especial aos cálculos que têm uma baixa probabilidade de fragmentação, nomeadamente os da variedade de oxalato de cálcio mono-hidratado (mas também, em menor grau, os da cistina e da litíase de Brushite).As indicações para a LEC giram em torno do tamanho e da posição do cálculo. Esta é geralmente a primeira abordagem.

•Complicações do LEC :

- Complicações associadas a cálculos fragmentados: a **steinstrasse** (rua de pedras em alemão) ocorre quando vários fragmentos passam pelo ureter, causando a sua obstrução.

- Infeção: a rutura da integridade do cálculo liberta frequentemente bactérias retidas na sua estrutura. Estas ficam então livres para entrar na corrente sanguínea e causar uma bacteriémia transitória, que pode por vezes progredir para septicémia se não for controlada.

- Outras complicações infecciosas incluem a formação de abcessos perinefréticos e complicações mais graves, incluindo a insuficiência multivisceral. A utilização de antibióticos profilácticos na litíase não infecciosa como profilaxia de rotina varia de acordo com as diferentes unidades, sendo a maioria a favor de uma dose única antes do procedimento.

- Lesão dos tecidos: a hemorragia renal (causando hematoma intra ou extra-renal) e o edema são as duas manifestações mais comuns de lesão renal. Ocasionalmente, os doentes podem apresentar hematúria visível, que é geralmente transitória. As lesões podem ser reduzidas através da utilização de uma frequência mais baixa (gama óptima de 60 a 120 Hz). [107]

•Factores que influenciam a eliminação de fragmentos após LEC de caliciolitíase inferior:

Foram identificados vários factores que influenciam a eliminação de fragmentos após a LEC do cálice inferior. Estes incluem as características da litíase, o tipo de litotritor utilizado e a anatomia dos cálices inferiores. O ângulo pélvico-calicial (PCA) e o comprimento e largura do infundíbulo (IL, IW) foram considerados factores determinantes para a remoção do fragmento. Os resultados mostram que não existe um efeito estatisticamente significativo do tamanho do cálculo, da anatomia do cálice inferior e do IMC (índice de massa corporal) na depuração pós-LEC. No entanto, um cálculo mais pequeno (2 cm), um infundíbulo mais curto (15 mm) e mais largo (3 mm) e um ângulo infundíbulopélvico maior (45°) e mais largo parecem favorecer uma depuração mais rápida e completa. [108]

Assim, **Albala et al.**[109] num estudo de coorte que comparou os resultados sem fragmentos residuais (RFF) de LEC, NLPC e URSS no tratamento da litíase do pólo inferior demonstrou a influência da anatomia do cálice inferior na eliminação de fragmentos após LEC. Embora os resultados deste ensaio apoiem resultados aceitáveis de LEC para cálculos inferiores de 10 mm ou menos, a ureteroscopia flexível parece ser uma opção de tratamento alternativa razoável. Para cálculos do pólo inferior maiores que 10 mm, recomenda-se a abordagem percutânea, mas a ureteroscopia flexível oferece potencialmente uma alternativa de tratamento menos invasiva para esses tamanhos maiores.

2. Tratamento cirúrgico :

2.1.Ureteroscopia flexível :

•Introdução :

A ureteroscopia tornou-se uma alternativa atractiva para muitos cirurgiões no tratamento de cálculos do pólo inferior. Embora seja mais invasiva do que a LEC, a sua taxa de sucesso é de 82% a 88% e de 63% a 72% para pequenos cálculos inferiores com menos de 1 cm e cálculos intermédios de 1 a 2 cm, respetivamente. Após alguma experiência de ureteroscopia para um cálculo do pólo inferior, a maioria dos urologistas trata-os in situ. A técnica de deslocar o cálculo para um cálice mais acessível utilizando um cesto ou uma pinça de nitinol antes da fragmentação está a revelar-se mais ergonómica.[110]

No entanto, a litotrícia a laser pode não ser exequível porque mesmo a fibra de laser de hólmio de 200 µ limita a deflexão do ureteroscópio flexível, tornando necessário mover o cálculo calcificado inferior para um cálice médio ou superior para facilitar a fragmentação com o laser de hólmio, numa tentativa de melhorar as taxas de ausência de fragmentos residuais.[111]

•Avanços tecnológicos na ureteroscopia flexível :

Nas últimas três décadas, avanços tecnológicos significativos melhoraram a eficiência da RIRS. Estes avanços incluem a miniaturização dos endoscópios e a melhoria da sua qualidade de imagem e durabilidade.
Os fabricantes reduziram o tamanho da última geração de URSS. O tamanho depende do modelo e das suas características (por exemplo, fibra ótica vs. digital), embora a maioria das URSS esteja equipada com um canal de trabalho padrão (canal do operador) de 3,6 Fr e um sistema de deflexão de 270° **(Figura 25**[112] **)** em ambas as direcções. **(Tabela 3)**[113] A durabilidade dos ureteroscópios continua a ser uma das questões mais importantes. Um ensaio aleatório

controlado avaliou o **tempo de vida útil de** diferentes ureteroscópios, incluindo o Wolf Viper, o Olympus URF-P5, o Gyrus-ACMI DUR-8 Elite e o Stryker FlexVision U-500; a durabilidade média do dispositivo variou **entre 5,3 e 18 casos** antes de serem necessárias grandes reparações.

As razões para a reparação incluíram a má visibilidade (42%), a redução da capacidade de manobra (25%) e os danos causados pelo canal de trabalho à falha do laser (8%).[114]

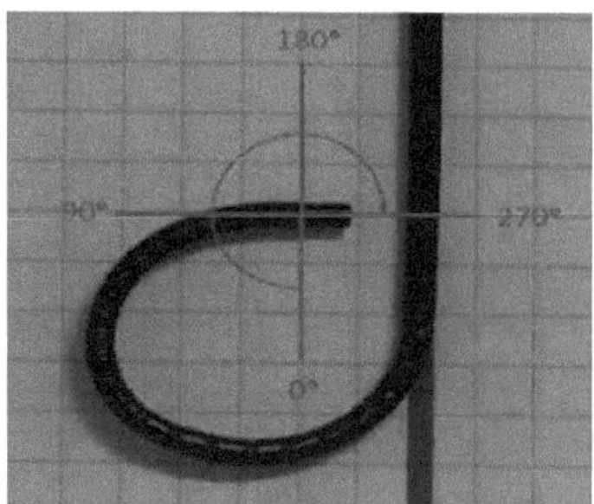

Figura 25: deflexão da URSS.[112]

Além disso, os URSS descartáveis foram desenvolvidos para ultrapassar algumas das limitações, como a capacidade de manter uma deflexão, manobrabilidade e visibilidade óptimas, a falta de necessidade de esterilização e, potencialmente, permitir uma redução dos custos. Eugenio Ventimiglia et al[115] na sua meta-análise de publicações que comparam ureteroscópios reutilizáveis e descartáveis, de 2009 a 2019. E que concluíram que alguns destes dispositivos de uso único têm características de alto nível, quase alcançando as observadas nos ureteroscópios flexíveis reutilizáveis. Embora tenham vantagens inatas sobre os ureteroscópios reutilizáveis, faltam provas clínicas que apoiem a sua adoção e utilização generalizadas, com a consequente falta de consenso sobre as indicações clínicas específicas para a sua utilização. As análises de custo-eficácia sugerem uma desvantagem económica na adoção de ureteroscópios de utilização única, particularmente em centros de baixo volume.

Marque	utilisation	Système optique	Tip calibre	Shaft calibre	Déflexion (up/down)	canal opérateur (calibre)
Olympus URF-P5	réutilisable	Fibre optique	5.3	8.4	180/275	3.6
Olympus URF-P6	réutilisable	Fibre optique	4.9	7.95	275/275	3.6
Olympus URF-V	réutilisable	numérique	8.3	9.9	180/275	3.6
Olympus URF-V2	réutilisable	numérique	8.5	8.4	275/275	3.6
Storz Flex-X2	réutilisable	Fibre optique	7.5	7.5	270/270	3.6
Storz Flex-X2S	réutilisable	Fibre optique	7.5	7.5	270/270	3.6
Storz Flex-XC	réutilisable	numérique	8.5	8.4	270/270	3.6
Wolf Viper	réutilisable	Fibre optique	6	8.8	270/270	3.6
Wolf Boa	réutilisable	numérique	6.6	8.9	270/270	3.6
Wolf Cobra	réutilisable	numérique	5.2	9.9	270/270	2.4 + 3.6
Lumenis—Polyscope	jetable	Fibre optique	8	8	250/0	3.6
Maxiflex—Semi-Flex	jetable	Fibre optique	8.3	8.3	270/270	3.4
Boston Scientific—Lithovue	jetable	numérique	7.5	9.5	280/280	3.6
Zhuhai Pusen Medical Technology—Uscope	jetable	numérique	6.5	9	270/270	3.6

Quadro 3[113] : os diferentes tipos de URSS disponíveis e as suas características.

A tecnologia robótica foi recentemente introduzida na URSS com o sistema robótico **Avicenne** (Elmed Medical Systems, Ankara, Turquia). Consiste numa consola onde o cirurgião opera remotamente o braço robótico onde está fixada a parte flexível; uma função de memória do sistema permite a deslocação automática do ureteroscópio para um cálice previamente identificado. Os resultados preliminares mostraram que o sistema constitui uma plataforma adequada e segura para a RIRS robótica, com uma melhoria significativa d a ergonomia. No entanto, a principal preocupação é a rentabilidade, o que pode dificultar a sua aceitação na prática atual. [116]

• **Avaliação pré-operatória e anestesia** :

É necessário um exame citobacteriológico de urina estéril (UCA) e um exame pré-operatório normalizado antes de uma USER. Todos os documentos radiográficos disponíveis devem ser exibidos no bloco operatório: ASP, UIV e/ou Uroscanner. A sedação intravenosa é possível principalmente no caso de procedimentos de diagnóstico e em mulheres, embora seja recomendado trabalhar sob anestesia geral para o conforto do doente e do cirurgião.

Por último, pode ser necessário colocar o doente em apneia se os movimentos do diafragma provocarem uma deslocação excessiva do rim. Para o efeito, o doente deve ser entubado e curarizado. A URSS é um procedimento estéril que exige uma profilaxia antibiótica (cefalosporinas no intra-operatório).[117]

•Instalação no bloco operatório - posicionamento do doente :

O posicionamento do doente na sala de operações é importante:

A posição ginecológica é a mais comummente utilizada. Também é possível efetuar a operação em decúbito dorsal estrito. Segundo alguns autores, é também desejável a utilização de uma mesa que permita colocar o doente em posição de Trendelenburg ou em decúbito lateral moderado, de modo a facilitar a mobilização dos fragmentos de litíase. No entanto, o efeito destas posições nunca foi avaliado. **(Figura 26)** [117]

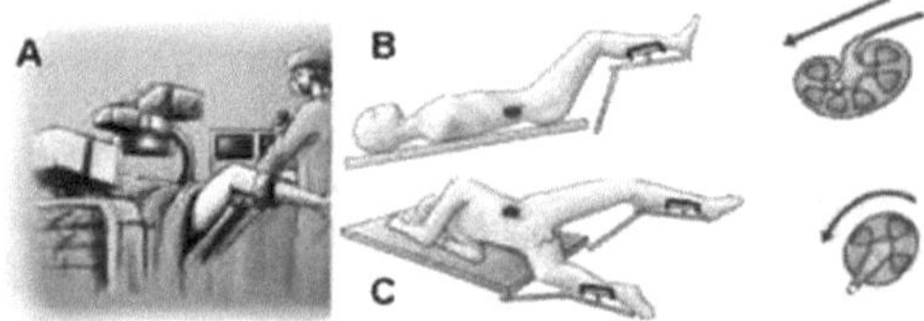

Figura 26: Posição ginecológica da doente para ureterorenoscopia flexível (A). Posição de Trendelenburg (B) e decúbito lateral (C), para facilitar a mobilização dos fragmentos de litíase. [117]

Na instalação standard, a mesa de instrumentação é colocada por baixo do membro inferior esquerdo do doente. Esta posição específica da mesa permite ao operador colocar todos os seus instrumentos e endoscópios em linha com o doente e no mesmo plano sem envolver o seu assistente **(Figura 27).** [117]

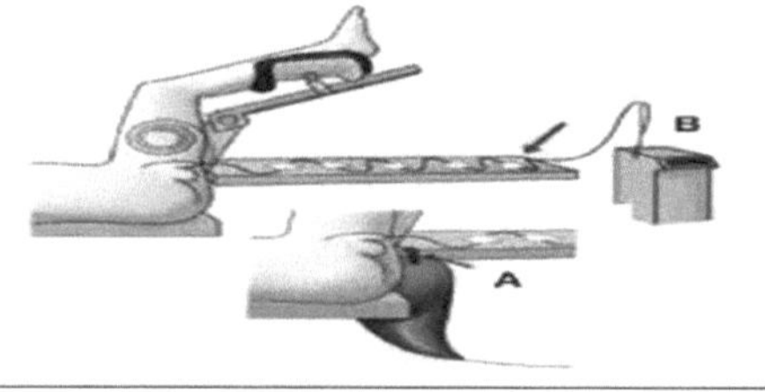

Figura 27: Paciente em posição ginecológica, mesa de instrumentação sob o membro inferior esquerdo, permitindo a fixação do saco coletor de irrigação (A) e a colocação da fibra laser e de toda a instrumentação (B).[117]

A coluna de endoscopia e a unidade de controlo fluoroscópico ficam melhor posicionadas no lado direito do doente. Os dois ecrãs devem estar lado a lado. Se não houver espaço suficiente na sala de operações, a coluna de endoscopia é colocada à direita do doente e a unidade de controlo fluoroscópico à esquerda. A unidade laser é colocada em contacto com a mesa de instrumentos para que os parâmetros do próprio laser possam ser verificados e para evitar danos na fibra laser, colocando-a em linha com o laser e a mesa. Isto evita que a fibra caia da mesa. Os pedais de controlo da fluoroscopia e do laser estão posicionados no pé direito do operador, que pode trabalhar de pé ou sentado (**Figura 28**)[117] .

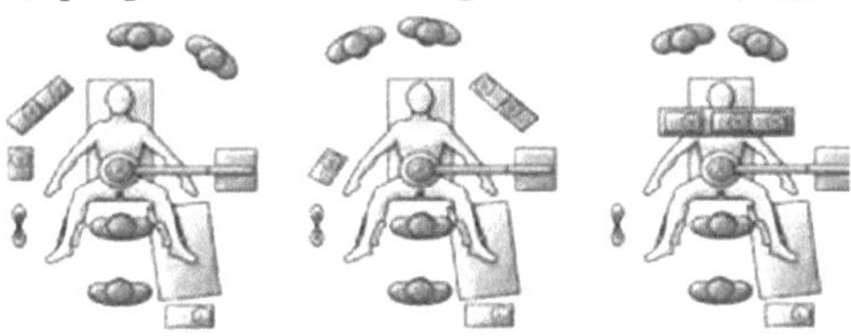

Figura 28: Possíveis disposições na sala de operações. R. Unidade de controlo de raios X. A. Intensificador de imagem. V. Coluna de vídeo-endoscopia. L. Laser.[117]

Na maioria dos casos, a ureteroscopia flexível retrógrada é efectuada na posição ginecológica normal. Tem sido recomendado que o doente seja posicionado em Trendelenburg. Desta forma, durante a litotrícia, qualquer migração de fragmentos de litíase ocorrerá em direção à pélvis renal e aos cálices médios ou superiores, numa posição mais fácil de abordar. Em situações especiais, o procedimento também pode ser efectuado em posições especiais.[118]

Por fim, são colocados campos de papel esterilizados no doente e a unidade de fluoroscopia é coberta com uma capa esterilizada. A unidade pode então ser manuseada pelo operador. Idealmente, um saco coletor de urina preso aos campos esterilizados é fixado na extremidade da mesa e é ligado um tubo de sucção para permitir a evacuação dos vários fluidos. A quantidade de líquido de irrigação e de descarga deve ser monitorizada e registada durante e após o procedimento. Recomenda-se a utilização exclusiva de soro fisiológico.

•Técnica cirúrgica :

a. Os primeiros tempos da URSS :
O primeiro passo na URSS era a realização de uma cistoscopia para explorar toda

a bexiga e identificar os orifícios ureterais, sendo depois introduzido um cateter ureteral através do cistoscópio para realizar uma ureteropielografia retrógrada (UPR), sendo depois posicionado um fio-guia nas cavidades pielocalicinais (CPC) sob controlo fluoroscópico **(Figura 29).** [119]

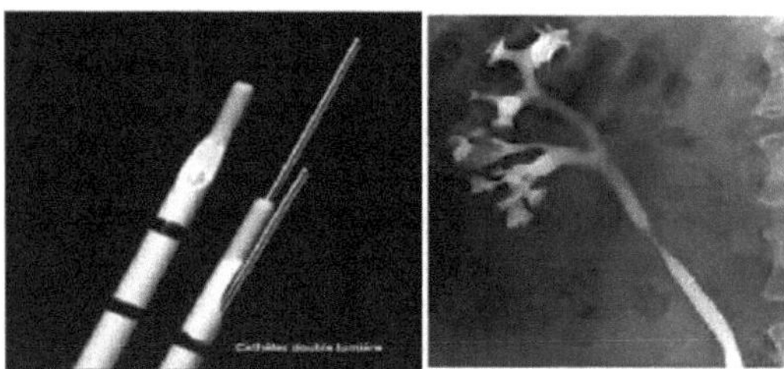

Figura 29: Esquerda: cateter ureteral de duplo lúmen que permite a RUP e a colocação de 2 fios-guia. À direita: UPR.[119]

b. O segundo período da URSS :

A segunda etapa da URSS é a colocação do ureteroscópio flexível (URSS) nas CPCs (cavidades pielo-calicinais). A colocação do URSS sob controlo visual é geralmente difícil, se não impossível. Por conseguinte, recomenda-se que a URSS seja posicionada nas CPCs sob controlo fluoroscópico, deslizando-a sobre o fio-guia de trabalho da mesma forma que para um cateter ureteral: É essencial que o operador segure sempre o endoscópio numa posição direita, utilizando ambas as mãos para fixar a extremidade distal do endoscópio e pedindo ao seu assistente que segure a pega do endoscópio. O cirurgião coloca cuidadosamente o endoscópio no fio-guia, de modo a não danificar o canal operatório. Nos homens, é aconselhável manter o pénis em tração para alinhar a uretra. O URSS é então colocado diretamente sobre o fio-guia sem dilatação ureteral prévia ou posicionamento sistemático de uma bainha de acesso ureteral. Nesta altura, o endoscópio não tem cabo ótico, nem tubo de irrigação, nem câmara. É montado no CPC utilizando a técnica **"sem fios"**. O progresso do endoscópio é monitorizado durante todo o processo sob controlo fluoroscópico. Quando a USSR estiver nos TPC, o fio-guia de trabalho é retirado e são efectuadas as ligações: cabo de luz fria, tubagem de irrigação (apenas soro fisiológico) e câmara **(Figura 30).** [117]

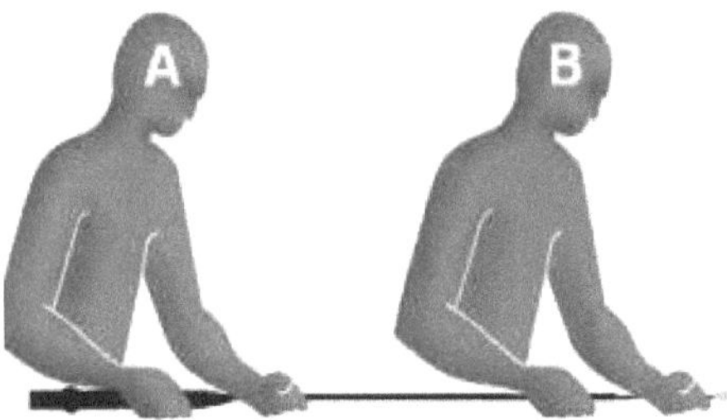

Figura 30: Posicionamento do ureterorenoscópio flexível. O assistente (A) segura a pega para horizontalizar o dispositivo e o operador (B) utiliza ambas as mãos para inserir o URSS no fio-guia.[117]

Pode então ser realizado um pielograma através da injeção de um produto de contraste no canal de operação para verificar se o endoscópio está na posição correcta. A focagem é obtida e o zoom é optimizado de acordo com o endoscópio e a escolha do operador. **(Figura 31)**[120]

Para aumentar a visibilidade, é aconselhável esperar até que os CPCs tenham sido lavados pelo fluido de irrigação. Por vezes, os CPCs podem ser lavados através da injeção de soro fisiológico sem pressão através do canal operatório. É aconselhável não aspirar novamente o líquido injetado, uma vez que isso pode causar hemorragia da mucosa urotelial.

A exploração dos CPC deve ser bem organizada. O pólo superior é geralmente a primeira parte explorada, seguida do grupo calcificado médio e depois do pólo inferior. O posicionamento do endoscópio em cada parte do rim é obtido através da combinação de vistas endoscópicas e de imagens de fluoroscopia. Durante toda a exploração, a irrigação deve ser efectuada a uma pressão suficiente (cerca de 120 cm de água); a utilização de bombas de pressão automatizadas permite manter este nível de pressão e adaptá-lo a cada doente. A exploração diagnóstica dos TPC deve ser efectuada sem instrumentos ou guias no canal de exploração, que podem interferir com a amplitude de flexão do endoscópio e com o caudal de irrigação.

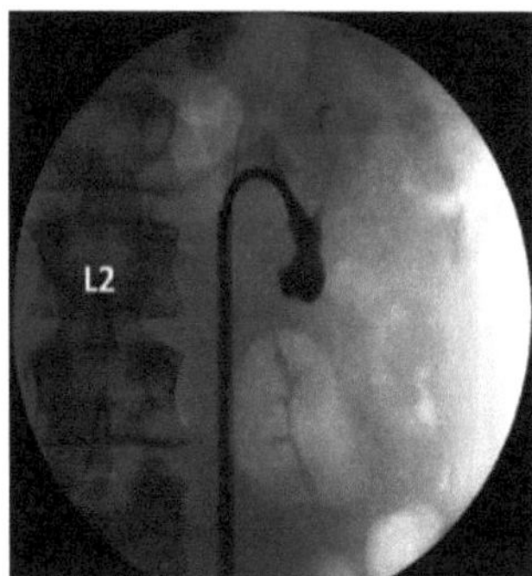

Figura 31: Pielograma do calice inferior com deflexão máxima.[120]

Neste caso, a utilização da bainha de acesso ureteral, embora ajude a reduzir a pressão intra-cavitária a um mínimo no intra-operatório (menos de 12 cm H2O) e facilite várias entradas no trato superior, reduzindo assim o risco de septicemia, não é sistemática.[121]

A bainha é então inserida sobre o fio-guia **(Figura 32)**. É preferível utilizar um Terumo, uma vez que é preto e não absorve a luz do ureteroscópio, e este guia é liso e não fricciona o ureteroscópio flexível. O ureteroscópio é introduzido numa guia ou através da bainha. O ureteroscópio é introduzido progressivamente nas cavidades e a exploração é efectuada de forma sistemática, começando pelo cálice superior, depois pelo cálice médio e, por fim, pelo cálice inferior.[122]

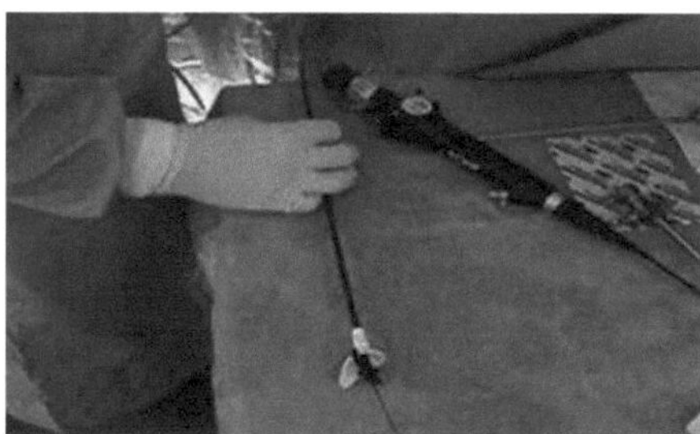

Figura 32: Colocação da bainha de acesso ureteral.

•Precauções a tomar para preservar o ureteroscópio no caso de um cálculo no cálice inferior:

Com a expansão das indicações da URSS e o elevado custo de aquisição e manutenção, a durabilidade do equipamento é extremamente importante. Os problemas surgem devido à perda de deflexão da ponta, à perfuração da parede interna do canal de operação e à perda de feixes ópticos. A nova geração de miras telescópicas parece exigir menos reparações, especialmente em mãos experientes. O dano mais comum, particularmente no manuseamento no pólo inferior, é no canal de trabalho. Isto é causado por dispositivos de trabalho, particularmente fibras laser com a ponta distal da USSR desviada ou se o laser for disparado para o canal. Por conseguinte, os danos podem ser evitados mantendo o ureteroscópio direito antes de inserir a fibra laser e assegurando que esta não é puxada para dentro do canal de trabalho. Também foram registados danos durante o manuseamento e a esterilização do equipamento, pelo que deve ser ministrada formação adequada ao pessoal para minimizar este problema.[123]

- **A escolha do laser de fibra no tratamento da litíase calcária inferior:**

Embora se recomende a utilização de fibras laser de pequeno calibre (200 μm, 210 μm, 270 μm) na ureteroscopia de baixo calibre, a deflexão polar inferior do ureteroscópio é diminuída pela colocação da fibra laser. Por este motivo, foi desenvolvido um novo desenho de fibra laser com uma forma de ponta esférica, que reduz a fricção no canal de trabalho num ureteroscópio totalmente deflectido, reduzindo assim a probabilidade de danos no endoscópio. No entanto, após o primeiro minuto de emissão do laser, as fibras com ponta esférica perdem a sua caraterística especial devido à degradação da ponta da fibra, particularmente em definições de energia de impulso elevadas. Um estudo recente referiu que a clivagem da ponta das fibras laser normais com uma tesoura metálica resulta em capacidades de passagem equivalentes através do canal operatório às das fibras com ponta esférica.[124]

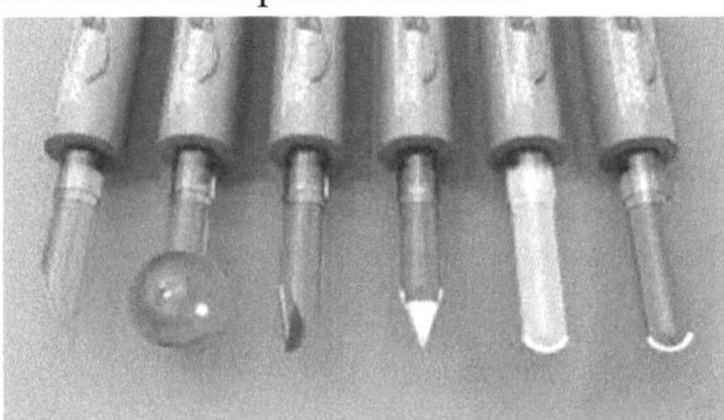

Figura 33[125] : diferentes tipos de fibras laser (com ponta esférica e normal).

Na sua publicação de 2018, Connor et al[126] compararam diferentes marcas de fibras laser com o mesmo calibre (270μm) e concluíram que as fibras laser funcionam bem nos cálices não decludíveis (médio e superior). No entanto, o desafio para as fibras laser no pólo inferior é resistir à deflexão no caso de fragmentação in situ. A fibra laser Boston Flexiva® causou menos falhas do que a fibra laser Innova Quartz®. A falha da fibra reflecte uma incapacidade de manter a deflexão quando a energia laser é utilizada no pólo inferior e não se baseia na energia utilizada ou na carga de litíase. Em termos gerais, este facto ajuda a reforçar que a irradiação laser do pólo inferior deve ser reduzida em segurança, tanto quanto possível, optando por deslocar os cálculos móveis para o pólo superior.

c. Fragmentação do cálculo :

Durante a ureteroscopia flexível, o problema reside na **litíase do caliceal inferior**, uma vez que o avanço da fibra pode danificar o revestimento do canal operatório, a ótica ou partir a própria fibra. Se uma fibra fracturada for reutilizada, podem ocorrer danos catastróficos e reparações dispendiosas. A fibra deve ser avançada com o canal de operação na posição neutra e depois ativamente deflectida para a área de interesse. Foram criadas novas fibras (Flexiva TracTip, Boston Scientific, Marlborough) com uma ponta bulbosa esculpida, permitindo teoricamente que a fibra passe através de um ureteroscópio já deflectido sem danos.[127]
Os **cálices inferiores** devem ser primeiro extraídos do cálice com uma pinça e depois depositados na pélvis ou no cálice superior **(figura 34)**[128] . Só então podem ser fragmentados. Quanto mais fina for a fibra, mais flexível é. Por outro lado, a energia diminui à medida que o diâmetro da fibra diminui, pelo que a escolha da fibra depende da localização do cálculo. A manutenção da fibra deve ser efectuada antes da esterilização, ou seja, no final da operação. Verificar se o lúmen piloto é circular (e não em forma de estrela). Se a fibra estiver danificada, a extremidade deve ser recortada.

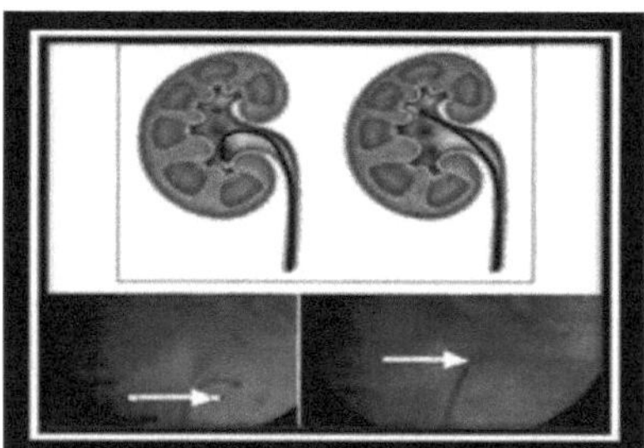

Figura 34: Mobilização do cálculo calcificado inferior ao nível do cálice superior.[128]

•Modo de fragmentação: Pó versus fragmentação O laser de hólmio: ítrio-alumínio-garnet (YAG) tornou-se o dispositivo preferido para litotrícia devido à sua elevada eficiência e à disponibilidade de fibras laser flexíveis de pequeno diâmetro (200 μm), que podem passar através do ureteroscópio flexível e chegar a qualquer local do sistema caliceal. As fontes de laser Holmium disponíveis permitem ao urologista controlar as definições do laser (energia e frequência) para ajustar a potência que é fornecida à extremidade da fibra laser. A litotrícia com baixa energia (0,2 a 0,5 J) e alta frequência (15- 40 Hz) resulta em fragmentos minúsculos que podem passar espontaneamente, sendo esta técnica designada por "Dusting". Por outro lado, níveis de energia mais elevados (1-1,2 J) com frequências mais baixas (6-10 Hz) resultam em fragmentos que requerem uma recuperação ativa com cestos, sendo esta técnica designada por "fragmentação".[129]

A utilização generalizada da litotrícia com laser de hólmio deu origem a um debate sobre os melhores parâmetros de regulação recomendados. Alguns estudos compararam a fragmentação e a recuperação ativa com a vaporização e a passagem espontânea do pó de litíase.

Ahmed R. El-Nahas[129] no seu estudo de 107 doentes (51 vaporização versus 56 fragmentação). A vaporização foi efectuada com baixa energia e alta frequência (0,3-0,5 J e 15-20 Hz, respetivamente), e a fragmentação foi efectuada com energia mais elevada e baixa frequência (1-1,2 J e 6-10 Hz, respetivamente) e, em seguida, os fragmentos de pedra foram extraídos com um cesto. A taxa de eliminação de cálculos (SFR) foi avaliada após 2 meses através de tomografia computorizada sem contraste (NCCT). O tempo operatório, a taxa de complicações, a SFR e a necessidade de procedimentos secundários foram comparados. Concluiu-se que a técnica de Dusting tinha um tempo operatório significativamente mais curto, enquanto a técnica de Fragmentação conduzia a uma taxa livre de fragmentos residuais significativamente melhor. Ambas as técnicas apresentaram segurança, permanência hospitalar e necessidade de procedimentos secundários comparáveis.Ali H. Aldoukhi[130] numa meta-análise publicada em 2017 sobre os modos de fragmentação da litíase tinha concluído que a compreensão dos parâmetros do laser de hólmio permitirá ao cirurgião utilizar uma variedade de técnicas para a litotrícia. Durante a litotripsia por laser de contacto, a utilização de definições de impulsos de alta energia com frequências reduzidas conduz a uma maior perda de carga da litíase, o que definirá a abordagem de fragmentação. A configuração de impulsos baixos com frequências elevadas resulta em fragmentos mais pequenos e empoeirados e este é o modo de vaporização. Além disso, a eficácia da fragmentação reside na redução da retro-pulsação e pode ter um efeito protetor na longevidade da fibra laser. A superioridade da vaporização reside na eliminação espontânea e no facto de não ser necessário drenar as cavidades renais no final do procedimento. No entanto, nem todas as litíases são adequadas para uma abordagem por vaporização, o que também depende da natureza do cálculo e do seu tamanho.[130]

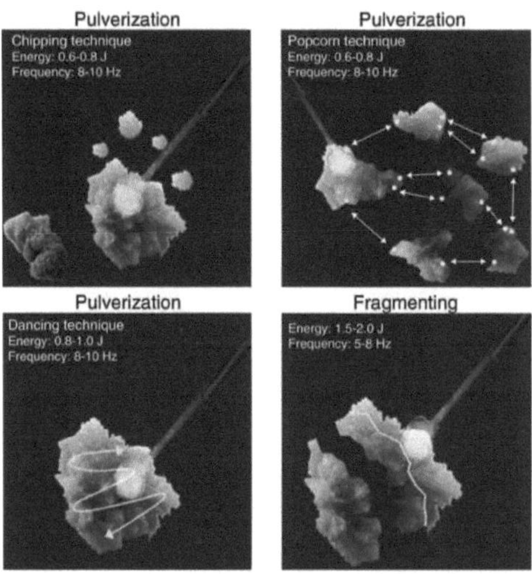

Figura 35[131] : ilustração dos modos de litotripsia laser, vaporização
(pulverização) versus fragmentação.

•Fragmentação in situ do cálculo inferior :

Se a pedra não pudesse ser extraída, a fragmentação in situ era por vezes possível, mas apenas com uma fibra de pequeno diâmetro (200µm, 250µm, 270µm), uma vez que as fibras maiores limitariam demasiado a deflexão. Por exemplo, Kourambas et al[132] demonstraram que a taxa de SFR (sem fragmentos residuais) era mais elevada (90% contra 83%) se os cálculos fossem recolocados. Schuster et al[133] demonstraram que a taxa de SFR era significativamente mais elevada se os cálculos fossem recolocados, mas apenas para cálculos com mais de 1 cm de diâmetro (100% vs. 29%). Finalmente, o enchimento do pólo inferior com sangue autólogo do próprio doente após a deslocação e fragmentação do cálculo poderia aumentar a taxa de SFR, mas esta técnica nunca foi avaliada clinicamente. Knudsen et al[134] demonstraram que a flexibilidade de uma fibra laser é um componente importante do desempenho das fibras utilizadas na cirurgia intra-renal retrógrada (RIRS), particularmente para litíase localizada no pólo inferior. O diâmetro da fibra tem um impacto na sua flexibilidade. Uma fibra mais rígida e menos flexível tem o potencial de exercer pressão adicional sobre o mecanismo de deflexão de um ureteroscópio flexível, o que pode levar à falha prematura do dispositivo. Por conseguinte, o autor recomenda a utilização de uma fibra de 270 μm ou menos. Quando se utilizaram fibras de 240 μm a 270 μm de diâmetro, perderam-se aproximadamente 30° a 60° de deflexão da linha de base quando inseridas num ureteroscópio flexível Stryker U-500 (Kalamazoo, Michigan), que tem 275° de deflexão da linha de base. As fibras com um diâmetro ligeiramente inferior de 200 μm tiveram uma perda de deflexão ligeiramente menor, em média 20° a 30° de perda de deflexão no mesmo ureteroscópio. Por conseguinte, se for necessária uma deflexão máxima para atingir o cálice inferior, então uma fibra de 200 μm pode ser a melhor opção para atingir o objetivo. No entanto, ensaios de desempenho anteriores mostraram que as fibras com núcleo de 200 μm não são tão robustas como as fibras de 240 μm a 270 μm, provavelmente devido aos conectores cónicos que são frequentemente utilizados com as fibras mais pequenas de 200 mm. Consequentemente, ocorre um compromisso, em que a flexibilidade e a durabilidade têm de ser equilibradas.[134]

• **Prevenir a acumulação de fragmentos no cálice inferior:** Para evitar esta situação, os cálices inferiores podem ser selados com um coágulo de sangue autólogo. O ureteroscópio é posicionado no grupo de cálices inferiores, sendo depois injetado soro fisiológico no canal de trabalho, para eliminar os fragmentos nos cálices superiores e na pélvis renal e para eliminar qualquer contraste remanescente. Em seguida, são injetados 5 a 10 ml de sangue autólogo (retirado da linha venosa periférica). A posição do ureteroscópio no grupo calicial inferior deve ser verificada sob fluoroscopia enquanto o sangue obscurece completamente a visão endoscópica. Uma vez injetado, o ureteroscópio é removido e o cirurgião aguarda 5 a 10 minutos para que o coágulo se forme. Em seguida, é efectuado um pielograma para verificar se o cálice inferior já não é visualizado, assegurando que o coágulo proporciona uma vedação.[123] (**figura 36**)[135]

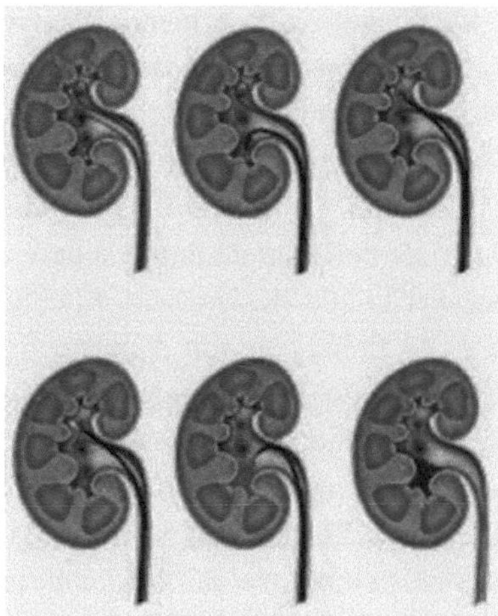

Figura 36[135] : injeção de sangue autólogo no cálice inferior para evitar a acumulação de fragmentos no final do procedimento

d. Drenagem ureteral :

No final da operação, tal como na ureteroscopia rígida, o cirurgião deve considerar a questão da drenagem ureteral. De um modo geral, aplicam-se os mesmos requisitos que à ureteroscopia rígida, que não parece ser necessária para o diagnóstico ou o controlo dos tumores uroteliais. Em caso de biópsia ideal ou de litotrícia, um "cateter ureteral" pode ser deixado no local durante 24 horas. Em caso de dúvida, é preferível deixar um cateter JJ durante sete a dez dias. Podem distinguir-se várias situações:

➢ tempo de funcionamento prolongado (mais de 90 minutos).

➢ lesões da parede ureteral.

➢ fragmentos de litíase residual, especialmente no ureter.

➢ dilatação da estenose ureteral.

➢ marsupialização de um divertículo calcificado.

A dilatação do meato ureteral ou a utilização de uma bainha de acesso ureteral não é, a priori, uma indicação para a drenagem prolongada do trato excretor. A não drenagem após a ureteroscopia parece ser segura para doentes com cálculos com menos de 1 cm de tamanho e com um ureter preparado. A utilização de uma bainha de acesso e a não realização de uma endoprótese pré-operatória podem ter um impacto na dor e nas complicações pós-operatórias. A cirurgia em ambulatório deve ser considerada o mais rapidamente possível. [136]

•Complicações da URSS :

A taxa de complicações da USSR é inferior à da ureteroscopia rígida porque :
+ o risco de perfuração ou hemorragia é inferior a 1%.
+ existe um risco de lesão ureteral se o lúmen ureteral for estreito.
+ a taxa de estenose é de 0,5 a 1%.
+ A "dor pós-operatória" é mínima e a taxa de cólica renal pós-URSS é de 2 a 3% nas primeiras 48 horas.
+ a taxa de pielonefrite é de 2 a 3%.
+ a "taxa de insucesso" da progressão é inferior a 10% e a "taxa de **insucesso do acesso ao cálice inferior**" é de quase 6%. [137]

2.2.A nefrolitotomia percutânea e a inovação da sua miniaturização:

A endo-urologia é um campo em constante evolução no qual a tecnologia tem desempenhado um papel central, transferindo a cirurgia aberta dos manuais de cirurgia contemporâneos para os livros de história da cirurgia. A última década proporcionou-nos importantes inovações técnicas para experimentar e conduzir a um melhor diagnóstico, à miniaturização da NLPC, a todo um novo arsenal de potenciais tecnologias de orientação da agulha e a uma melhor fragmentação da litíase.[138]

•Preparar o doente :

No passado, foram sugeridos cursos prolongados de antibióticos para pacientes com cálculos grandes e sistemas dilatados. Em resposta, vários grupos demonstraram que um curso mais longo de antibióticos pré-operatórios ou pós-operatórios não resultou numa taxa de infeção mais baixa em comparação com a profilaxia de 24 horas ou menos. A base de dados CROES[139] ensinou-nos que a falta de uma dose profilática de antibióticos acarreta um risco significativamente maior de complicações infecciosas. As directrizes mais recentes da Associação Americana de Urologia e da Associação Europeia de Urologia recomendam a utilização de uma dose única de profilaxia antibiótica oral ou intravenosa na ausência de factores de risco, tais como urina pré-operatória não esterilizada. [138]

•Imagiologia pré-operatória e planeamento do tratamento :

A tomografia computorizada sem contraste (TCNC) continua a ser o padrão de excelência da imagiologia para avaliação e planeamento da gestão, particularmente antes da nefrolitotomia percutânea (NLT). A TCNC fornecerá ao médico informações pré-operatórias essenciais, como o tamanho, a densidade, a complexidade e a localização da litíase, bem como informações anatómicas sobre o doente, o rim e a sua relação com os órgãos circundantes.

Miller[140] e colegas revisitaram o trabalho original de Brodel e Sampaio[40] e procuraram identificar a anatomia calcificada utilizando um scanner tridimensional (3D) a partir de uma coorte retrospetiva de 100 rins. Demonstraram que o pólo inferior foi construído maioritariamente em 3 cálices, o segundo dos quais está normalmente localizado posteriormente. Uma vez que vários grupos relataram resultados clínicos promissores com reconstruções 3D, justifica-se uma avaliação prospetiva adicional para avaliar se as reconstruções 3D permitem ou não um acesso mais preciso durante a NLPC.

•Posicionamento do doente :

Desde a primeira descrição da NLPC em 1976 na posição supina, foram avaliadas muitas alternativas e modificações do posicionamento do paciente, a fim de facilitar uma abordagem combinada anterógrada e retrógrada, ou para adaptar pacientes obesos mórbidos ou pacientes com dificuldades respiratórias, como as posições supinas. Embora a primeira descrição da NLPC em supino tenha sido publicada há mais de 25 anos, a sua popularidade só aumentou nos últimos 10 a 15 anos, com os benefícios cardiovasculares, respiratórios e ergonómicos a tornarem-se cada vez mais evidentes (**Figura 37**[141]). A grande variedade de alternativas de posicionamento possíveis pode indicar que não existe um posicionamento ideal que seja universalmente aceite. O posicionamento do doente depende de uma série de factores, incluindo factores do doente, carga de litíase e preferência do cirurgião.[142]

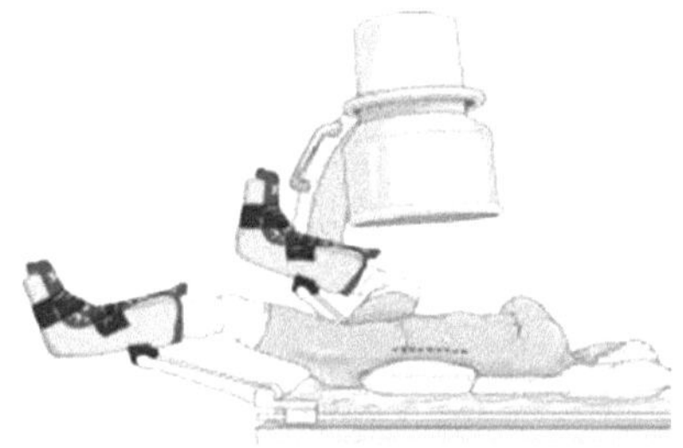

Figura 37: Posição de Valdivia em decúbito dorsal GALDAKAO modificada.
[141]

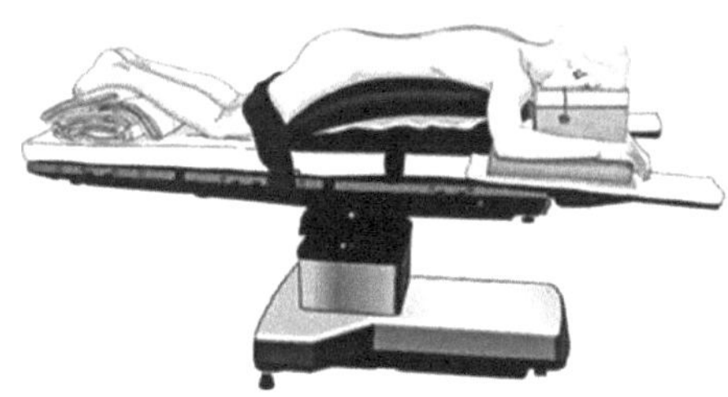

Figura 37 (continuação): posição de bruços.[141]

•**Acesso percutâneo** :

➢ **Obter acesso** :

Seja na posição prona, supina ou numa das posições modificadas, o acesso adequado ao sistema calicial é essencial para o sucesso da NLPC. Curiosamente, 24% dos urologistas que responderam a um inquérito online recorrem à radiologia de intervenção ou a outros meios para aceder ao rim. A curva de aprendizagem para um endourologista experiente foi estabelecida em vinte casos usando um modelo fantasma, a colocação de agulha guiada por ultrassom parece ser uma habilidade ensinada aos estagiários. [143]

De acordo com o estudo mundial **CROES PCNL**[139] , o acesso guiado por fluoroscopia (por triangulação ou técnica bull's-eye) é responsável por 63,6 A abordagem global é utilizada por 15% dos doentes, enquanto a fluoroscopia e a ecografia são utilizadas por 15% dos doentes. O acesso guiado por scano ou endoscopia foi realizado em 11,1% dos casos e o acesso guiado por ultra-sons foi menos comum, com apenas 10,4%. Nos últimos anos, no entanto, parece que, num esforço para reduzir a exposição à radiação do pessoal cirúrgico e do doente, as técnicas guiadas por ultra-sons estão a ganhar popularidade. [144]

A visualização endoscópica direta do cálice alvo com ureteroscopia retrógrada ou nefroscopia flexível pode ser um complemento útil para qualquer uma das modalidades de orientação por imagem. O acesso guiado por endoscopia tem múltiplas vantagens potenciais, tais como menor tempo de fluoroscopia, menos hemorragia e menos deslocações necessárias, proporcionando simultaneamente um resultado semelhante. [145]

Para além das técnicas acima descritas, existe uma procura contínua de métodos novos e melhorados para obter um acesso mais preciso, reduzindo simultaneamente o risco de complicações, sendo as reconstruções 3D e a monitorização em tempo real as novas funcionalidades mais procuradas. **O Uro Dyna CT (Siemens Healthcare Solutions, Erlangen, Alemanha)** é um scanner de feixe cónico baseado num bloco operatório que pode fornecer ao médico imagens 3D de intervenção intra-operatória em menos de 2 minutos. Esta tecnologia demonstrou ter uma vantagem clínica, uma vez que pode identificar uma alteração na anatomia na posição prona, para que a agulha seja corretamente colocada no cálice, e se o doente tem quaisquer fragmentos residuais significativos, o que pode alterar o curso do procedimento. Depois de o médico ter identificado o cálice ideal para aceder, o software pode fornecer ao médico o posicionamento ideal e a orientação por laser para a colocação da agulha. **O acesso assistido por iPAD** aplica o rastreio de marcadores para a perfuração do sistema de recolha. No pré-operatório, é efectuada uma TCNC de mesa com seis marcadores radiopacos coloridos na pele à volta da área alvo. Os dados da TC são transferidos para um software aberto especial (Medical Imaging Interaction Toolkit), criando imagens tridimensionais com base na segmentação das estruturas de interesse (rim, sistema coletor, costelas, intestino, fígado e baço). Durante a operação, o iPAD é utilizado como câmara, computador e ecrã. A transferência de dados para o servidor é efectuada através de Wi-Fi. Quando os marcadores virtuais e reais se sobrepõem, a anatomia virtual apresentada no iPAD correlaciona-se com a anatomia real e pode ser utilizada para a punção. A fluoroscopia digital bidimensional é utilizada como um modo de imagem em tempo real.[146] **(Figura 38).**[147] A utilização de sensores de rastreio electromagnéticos e de navegação GPS computorizada com imagens de ultra-sons para a orientação da agulha durante a NLPC encontra-se em fase experimental. Como muitas destas modalidades de orientação da agulha ainda estão em fase experimental, é necessária mais investigação para avaliar a sua utilização de rotina na prática clínica.[148]

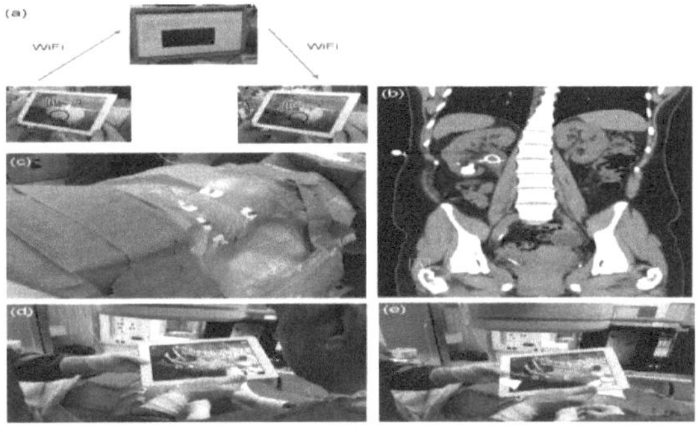

Figura 38[147] : Caliciopunctura assistida por IPAD.

• **Se o cálice inferior for inacessível à punção:**

Erich K. Lang et al.[149] recomendam a utilização preferencial de vias de acesso intercostais (12º, 11º, 10º espaço intercostal) através do cálice superior em doentes com uma elevada carga de litíase, cálculos múltiplos alojados no cálice superior-posterior, pielon, junção pieloureteral, ureter proximal e grupos calcificados inferiores posteriores e anteriores. Este acesso oferece uma óptima visibilidade, fácil progressão e ajuste da bainha Amplatz e do nefroscópio **(Figura 39)**[150] .

Rohit Singh et al.[151] também recomendam a via supra-costal, mas preferem aceder ao pólo inferior através do cálice médio, obviamente se o acesso inferior falhar, dado o risco de lesões pulmonares e/ou pleurais.

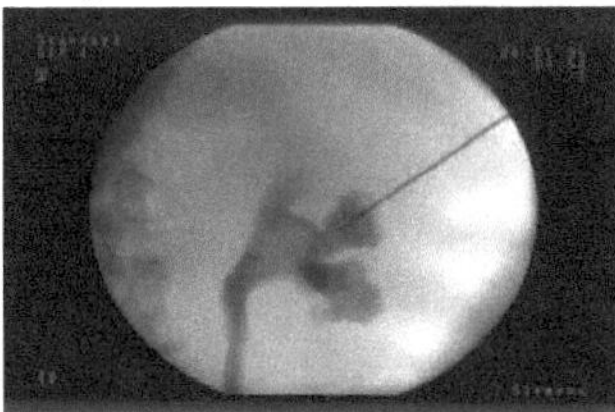

Figura 39[150] : Punção calcificante superior por via supra-costal para litíase do grupo calcificante inferior.

> **Diâmetro do trajeto percutâneo** :

Desde o início da CPNL, há 40 anos, tem-se verificado uma **tendência constante para a miniaturização do equipamento**, com o objetivo de reduzir a morbilidade relacionada principalmente com perdas de sangue, lesões renais e dor pós-operatória. Para reduzir a confusão em torno da terminologia dos diferentes tamanhos de vias, **Schilling et al.** sugeriram uma nomenclatura simplificada para o tamanho das vias de NLPC, mais tarde ligeiramente **ajustada por Rassweiler (tabela 4)**[138] . Uma meta-análise que incluiu 749 doentes de 3 estudos prospectivos e 1 retrospetivo não identificou superioridade da NLPC miniaturizada em relação à NLPC padrão no que diz respeito ao estado livre de fragmentos residuais (RFS). No entanto, os autores conseguiram demonstrar que os doentes tratados com NLPC miniaturizada apresentavam um menor risco de transfusão de sangue no pós-operatório, uma estadia hospitalar mais curta e menos dor no pós-operatório.[152]

Diamètre du trajet	Schilling	Rassweiler
> = 25 F	Extra Large	Conventionnel
20 - < 25F	Large Midi	
15 - < 20F	Medium	Mini
10 -<15F	Small	Ultra-Mini
5-<10F	Extra Small	Micro
<5F	Extra Extra Small	

Quadro 4: Nomenclatura das dimensões das trajectórias NLPC de acordo com Schilling et al.Rassweiler.[138]

• **Procedimento cirúrgico**: **(Figura 40)**[153]
• Todo o procedimento é efectuado sob anestesia geral.

• Posição modificada de GALDAKAO supina VALDIVIA

• A colocação inicial de um cateter ureteral para opacificação retrógrada do trato excretor

• Após a proteção dos pontos de pressão e a esterilização do campo operatório, o rim é puncionado sob controlo radiológico e/ou ultrassonográfico com uma agulha 18G. A técnica de punção percutânea do rim (**punção alinhada com a base do cálice em causa**) é idêntica à utilizada para a NLPC standard.

• Uma vez obtido o acesso, um fio-guia Bentson revestido a Teflon (0,035 polegadas, 145 cm) é colocado nas cavidades pielo-calicinais e baixado através do ureter até à bexiga.

• A fáscia é incisada com uma agulha de fasciotomia de 4,5 mm (18G, 5 cm) passada diretamente sobre o fio-guia.

•O trato é dilatado com um dilatador 8F, seguido da colocação de um cateter de acesso ureteral de duplo lúmen (6-10F, 45 cm). Este cateter é utilizado para opacificar o trato excretor e **posicionar um segundo fio-guia (Ultra Stiff)** nas cavidades pielo-calicinais e no ureter.

•O cateter de duplo lúmen é removido, a bainha de acesso (14F) montada no seu introdutor é deslizada sobre o segundo fio-guia (**Ultra Stiff**) e posicionada sob intensificação de imagem nas cavidades pielocavais. Uma vez no lugar, o introdutor é removido e a bainha é "puxada para trás" até à distância pretendida.

•O fio-guia utilizado para inserir a bainha pode ser removido para que o lúmen completo da bainha fique disponível para os instrumentos. O fio-guia restante é fixado à pele e representa **o fio-guia de segurança (fora da bainha)**.

•A fragmentação do cálculo é efectuada com o **litotritor laser Holmium-YAG (fibras de 100-200 μm a 400 μm)**.

Nomikos M et al[154] demonstraram que a utilização de fibras maiores (superiores a 400μm) prejudica significativamente a visibilidade, reduzindo o fluxo de irrigação devido à relação desfavorável do pequeno diâmetro interno do revestimento. Uma potencial desvantagem da utilização de uma fibra laser rígida de 800 ou 1000μm é o facto de produzir uma energia de potência tão elevada que leva a uma falta de estabilidade na ponta da fibra e ao efeito de retro pulsação na superfície do cálculo. Tokas et al[155] demonstraram que o fluxo de irrigação durante a mini-NLPC pode ser significativamente reduzido com o aspirador e os efeitos da purga, utilizando um aspirador. Além disso, a utilização de cateteres ureterais de 10/12 Fr ou 12/14 Fr evita trabalhar em hiperpressão intra-renal (≈5-22 cm H2O), em comparação com cateteres mais pequenos (11-38 cm H2O). A remoção dos fragmentos de litíase é facilitada pela utilização dos novos cestos de extração de 3, 2,4 ou 2,2 Fr (Ncircle Nitinol Tipless Stone Extrator®, Cook Urological; Nitinol Zerotip®, Boston Scientific Microvasive), ou pela utilização de um aspirador **(figura 41)**.[156]

•No final do tratamento, uma nefrostomia de 6 a 8 Fr de diâmetro é posicionada nas cavidades pielo-calicinais. A bainha de acesso é então retirada.

•É efectuada uma avaliação radiológica pós-operatória precoce (ASP 24-48 horas) em busca de fragmentos residuais.

•Se se considerar que o doente não tem fragmentos residuais, a nefrostomia pode ser retirada após ou sem um teste de clampagem. Este estado de SFR será reavaliado aos 3 meses por uma AuSP ou NCCT (tomografia computorizada sem contraste).

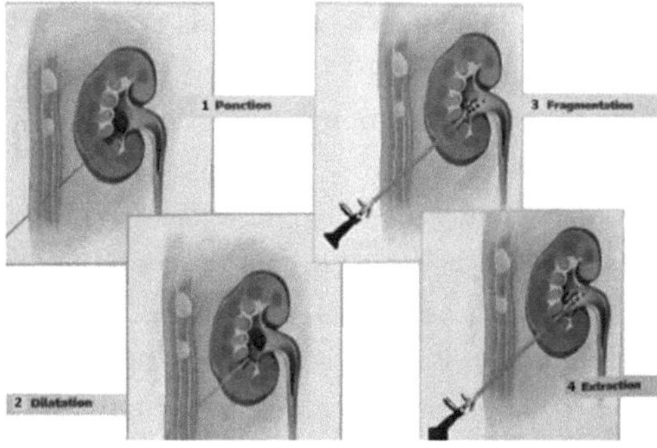

Figura 40[153] : as principais etapas da mini-nefrolitotomia percutânea.

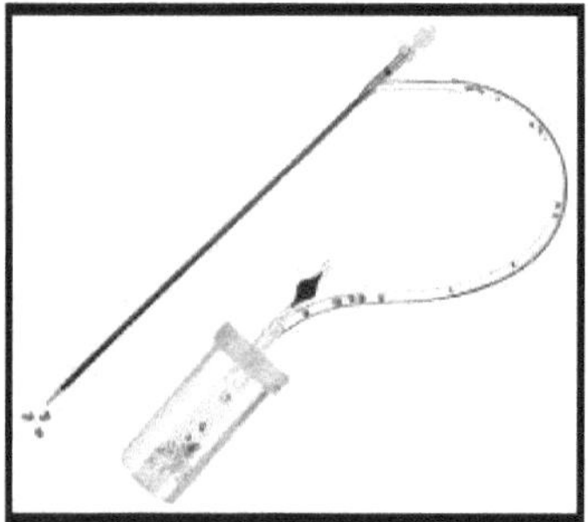

Figura 41[156] : aspirador (CLEAR PETRA®) para a extração de fragmentos de litíase.

• Complicações :

A maioria das complicações pós-NLPC são menores. As complicações menores incluem febre e vazamento da nefrostomia. As complicações maiores podem estar relacionadas com o acesso ou a fragmentação da litíase.

a) Acesso :

Lesão pleural: A pleura pode ser mais lesada durante o acesso supra-costal do que infra-costal. Normalmente, utilizamos a abordagem infra-costal para o acesso de rotina, a menos que existam indicações especiais, como a necessidade de acesso ao pólo superior (o que não acontece no nosso estudo de caso, em que é tratada a litíase calcária inferior).

⬇ Lesão hepática ou esplénica: rara. Em caso de hemorragia grave, pode ser efectuada uma angioembolização do fígado. As lesões esplénicas também são raras.

No período per-operatório, deve suspeitar-se de lesão esplénica se o doente estiver hemodinamicamente instável e não houver hemorragia visível. Em caso de hemorragia incontrolável, pode ser necessária uma esplenectomia.

⬇ Lesões do cólon: os factores associados a um risco acrescido são o sexo feminino, o baixo IMC, a cirurgia intestinal prévia e o acesso do lado esquerdo. Os sintomas incluem

hemorragia rectal, febre, dor abdominal, ileus paralítico, gás ou excrementos no tubo de nefrostomia. O diagnóstico intra-operatório é geralmente efectuado após a injeção do meio de contraste para visualizar o cólon. O diagnóstico pós-operatório pode ser efectuado através de uma TAC e do estudo da progressão do meio de contraste. O tratamento da lesão do cólon baseia-se na terapia antibiótica e num doente jovem.

⬇ As lesões do duodeno e/ou do jejuno são extremamente raras. O exame tomográfico ajuda a diagnosticar a lesão duodenal no período pós-operatório. O tratamento preferido é a abordagem cirúrgica aberta, embora também tenha sido descrito o tratamento não operatório com jovens, aspiração nasogástrica, com ou sem drenagem duodenal percutânea, e drenagem renal. -[157158]

b) **Relativamente à fragmentação da litíase :**

⬇ Infeção e uro-sepsia: a febre ligeira após a NLPC ocorre em cerca de um terço dos doentes, mas a incidência de sepsia é muito menor nos doentes tratados com antibióticos peri-operatórios adequados. A sépsis pós-operatória pode ser evitada com antibióticos pré-operatórios, irrigação a baixa pressão e utilização de drenagem, se necessário.

⬇ Sobrecarga de fluidos intravasculares: a sobrecarga de fluidos intravasculares pode ocorrer se houver danos vasculares associados a cirurgia prolongada, soluções hipotónicas ou irrigação de alta pressão. Os doentes apresentam sinais cardíacos como arritmias.

⬇ Extravasamento de fluidos: ocorre como resultado de danos no sistema coletor. A absorção sistémica leva a uma sobrecarga de volume e a anomalias electrolíticas. Se for identificado no pós-operatório, deve ser aspirado por via percutânea.

⬇ Hemorragia pós-NLPC: esta é a complicação mais temida após o procedimento. A maioria das hemorragias pós-NLPC desaparece com o tratamento conservador. As principais causas de hemorragia são as perfurações múltiplas e o aumento do tempo de cirurgia. A angioembolização super-selectiva (SAE) é um método eficaz e seguro de controlar a hemorragia pós-operatória. [157_158]

3. O papel do tratamento médico (dissolução) no pólo inferior :

As indicações para a dissolução farmacológica na litíase úrica e cistina continuam a ser de primeira linha, e Duqué et al.[159] não encontraram qualquer diferença na taxa de sucesso da dissolução da litíase úrica e cistina no pólo inferior em comparação com outros locais.

•Cálculos de ácido úrico: são provavelmente secundários a uma dieta rica em purinas. Metade dos doentes tem gota concomitante, enquanto a outra metade tem um estilo de vida rico em proteínas e pobre em líquidos. Classicamente, estes cálculos formam-se numa urina ácida concentrada.

Por conseguinte, a terapia em torno da dissolução inclui alcalinização urinária, hidratação, modificação da dieta e alopurinol. Recomenda-se que a produção de urina seja de pelo menos 2 L por dia e que a urina seja alcalinizada com citrato de potássio 10 ml TDS (pH 6,5 a 7). O alopurinol é recomendado quando a excreção urinária de ácido úrico excede 1,2 g/dia ou em doentes com hiperuricemia. O pH da urina é verificado ao acordar de manhã, pós-prandialmente às 13h00 e às 18h00, utilizando tiras de teste colorimétricas ou um medidor de pH no laboratório (com um controlo adicional da cristalúria). É preferível utilizar tiras de teste que meçam o pH da urina com uma exatidão superior a 0,5 unidades de pH. [160]

•Cistina: Esta doença genética autossómica recessiva requer monitorização ao longo da vida e pode ser debilitante devido à velocidade de produção de cálculos. Resulta de um defeito no mecanismo de transporte intestinal de cistina/ornitina/arginina/lisina, levando a um excesso de cistina na urina.
A maioria dos doentes excreta facilmente mais de 1g de cistina por dia. Dada a sua baixa solubilidade em preparações ácidas, o objetivo da terapia de dissolução é hidratar e alcalinizar a urina. Outra estratégia de tratamento é a adição de medicamentos que convertem a cistina em compostos mais solúveis em valores de pH mais baixos. Os cálculos de cistina são excessivamente duros e, normalmente, não respondem bem à litotrícia extracorporal, pelo que, se o tratamento com a terapia de dissolução falhar, é obrigatória a ureterorenoscopia flexível ou a nefrolitotomia percutânea. [161]

VIII. CONTROLO E PREVENÇÃO SECUNDÁRIA DA LITÍASE

A litíase é uma doença recorrente, com um risco estimado de mais de 50% aos cinco anos[83] . A primeira etapa consiste em entrevistar o doente (idade de início do primeiro episódio, cronologia, evolução, intervenções, estadia recente num país quente, etc.), procurar antecedentes familiares que possam sugerir litíase hereditária e antecedentes pessoais que favoreçam a litogénese (infeção urinária recorrente, utilização de medicamentos litogénicos). A investigação incidirá depois sobre os hábitos alimentares, nomeadamente o consumo de produtos lácteos, proteínas animais, chocolate (rico em oxalato), sal e açúcar, bem como a quantidade de água ingerida. O estudo metabólico a prescrever inclui uma análise sanguínea (cálcio, proteínas, creatinina, glicemia em jejum e ácido úrico) e uma análise de urina de 24 horas (creatinina, cálcio, sódio, ácido úrico, ureia). Sempre que possível (colheita do cálculo por filtração da urina durante a cólica renal ou após extração), o cálculo deve ser analisado por espetrofotometria de infravermelhos. Este exame revela a composição química e cristalina do cálculo, ajuda a identificar os factores de risco específicos (placa de Randall, corpos estranhos, etc.) e evidencia a anomalia metabólica responsável para que possa ser corrigida. Quando não foi possível recolher o cálculo, o médico pode recorrer à cristalúria, um exame efectuado na urina fresca da manhã para procurar a presença de cristais utilizando um microscópio ótico com polarização. A tipagem das espécies cristalinas pode fornecer informações sobre as causas, o risco de recorrência e permitir o diagnóstico de certas doenças raras. A litíase renal está intimamente associada à síndrome metabólica, à hipertensão arterial e à diabetes de tipo 2, e deve ser geralmente considerada como uma doença sistémica. Recomenda-se uma avaliação exaustiva dos doentes que sofrem de litíase urinária recorrente (a partir do 2.º episódio) ou dos doentes jovens com antecedentes familiares, com co-morbilidades ou com cálculos múltiplos. O seu objetivo é oferecer um tratamento específico para evitar a recorrência, que pode levar a co-morbilidades, complicações potencialmente graves e custos de saúde significativos. Os doentes com cálculos transmitidos geneticamente (por exemplo, cistina) devem ser sempre submetidos a um estudo metabólico e receber aconselhamento especializado.[86]

IX. USSR VS MINI-NLPC: COMO ESCOLHER?

• Cálculo do ângulo infundíbulo-pélvico de ELBAHNASSY (AIP) :
USSR: A medição da AIP é necessária antes de qualquer USSR, o que dará uma estimativa do grau de deflexão do ureteroscópio.
Na nossa série (86 doentes: 39 USSR vs 47 mini NLPC), a média foi de 50,51° com um mínimo de 42° e um máximo de 62°.
As 5 falhas que tivemos na URSS deveram-se todas à deflexão máxima do ureteroscópio.
SAGLAM et al[162] em 2014 tinham correlacionado o insucesso da USR (robótica) com um ângulo índice de 45°. Tal como a meta-análise (18 estudos, ao longo de 7 anos, sobre o tratamento da litíase do cálice inferior) de Donaldson et al.[163] das três modalidades terapêuticas (LEC, NLPC, URSS) e que determinou um ângulo índice de 45° com um nível de evidência 1A.
O.TRAXER e LECHEVALIER[117] também registaram esta estreita correlação falha/AIP, mas sem calcular o ângulo índice.
O mesmo é verdade para o estudo mais recente de DRESNER et al[164] em 2019, que mostrou que um PIA mais agudo e um tamanho de pedra maior afectam negativamente a taxa de sucesso e a taxa livre de fragmentos residuais após ureteroscopia flexível retrógrada com litotripsia a laser.
Black e Kristian M[165] avaliaram a passagem de fibras laser, as fibras com ponta esférica (**Figura 42**[166]) conseguiram passar com êxito através de ângulos de deflexão máximos de até 270°. Este estudo também demonstrou que as fibras pequenas (200-µm) com a ponta cortada (ou seja, dividida) tinham capacidades de passagem comparáveis às das fibras com ponta esférica, pelo que podem ser uma alternativa mais económica. Em conjunto com o perfil da ponta, a qualidade da fibra laser é também um fator importante. Os ângulos de deflexão críticos encontrados no pólo inferior podem diminuir a deflexão interna total, conduzindo a fugas de fotões laser e consequentes danos no ureteroscópio.

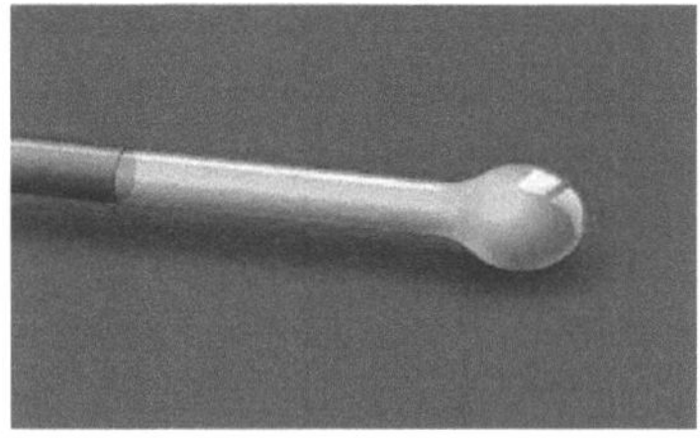

Figura 42166: Fibra laser de ponta esférica.

No nosso estudo, depois de dividir os doentes em 6 grupos de 5°, e após regressão estatística utilizando o software compare2 versão 1.02, **o nosso ângulo índice foi de 44,2°** (abaixo de 44,2° = falha da USSR devido à deflexão máxima) com um valor P significativo de 0,04, utilizando fibras laser de 270µm. Estes resultados são apoiados pelas várias publicações e não apresentam qualquer viés, dado o uso de um único tipo de fibra laser (270µm) para todos os nossos doentes. A utilização de três ureteroscópios na nossa série (Olympus URF P5/P7/V) não enviesa os nossos resultados apesar dos seus diferentes calibres: P5/8.4ch, P7/7.95ch e 9.9ch para o Olympus URF V; mas que têm as mesmas capacidades de deflexão a 275° **(Tabela 5).**

Grasso e Fiazzogla[167] referem que um ângulo infundibulopélvico agudo não afectou significativamente o sucesso da litotrícia endoscópica no cálice inferior, mas que um infundíbulo longo e um infundíbulo estreito foram factores de insucesso da litotrícia endoscópica. Este estudo foi amplamente criticado por vários autores pelo seu baixo nível de evidência. Apesar destes dois factores anatómicos negativos, Grasso e Ficazzola[167] mantiveram um resultado sem fragmentos residuais de 82% para cálculos no cálice inferior inferiores a 10 mm.

Além disso, **Kumar et al**[168] demonstraram que apenas o ângulo infundíbulo-pélvico ajuda a prever o resultado sem fragmentos residuais, sendo que os outros parâmetros anatómicos, nomeadamente o comprimento infundibular (IL) e a largura (IW), apenas terão interesse para prever a eliminação de fragmentos após a LEC. (Nível de evidência 1A).

Mini-NLPC: em relação à mini-NLPC, nenhuma publicação correlacionou o insucesso da punção com a AIP. Na nossa série, chegámos a conseguir puncionar cálices inferiores com AIP a atingir 39°. E dos 3 insucessos que tivemos, nenhum foi relacionado com a AIP.

Estudo	Tipo de URSS	Fibra laser	AIP indexado	P
Saglam et al 162	Olympus URF V2	200 µm	45.0°	0.01
Dresner et al 164	Storz flex X2S	270 µm	47.2°	0.03
Liatsikos et al 169	Maxiflex Semi-flex	200 µm	46.8°	0.02
Mourmouris 170	Wolf Boa	210 µm	46.3°	0.01
Adam et al 171	Olympus URF P7	270 µm	44.3°	0.04
Preto e cristão 165	Storz flex XC	210 µm	45.7°	0.001
A nossa série	Olympus URF P5 P7 e V	270 µm	44.2°	0.04

Quadro 5: Resultados AIP indexados para várias publicações

X. CONCLUSÃO

O tratamento do cálculo do pólo inferior pode ser um procedimento difícil. As indicações para escolher LEC, NLPC ou retrógrado são controversas. É necessário ter em conta vários factores antes de tratar estes cálculos. Estes incluem o tamanho do cálculo, a anatomia do pólo inferior, as morbilidades associadas, o custo, o tempo de hospitalização e, claro, a eficácia e as taxas de repetição de cada método. [172]Não há muito tempo atrás, quando os urologistas consideravam o tratamento endoscópico da litíase calcária inferior, estavam rodeados de incerteza relativamente a vários aspectos técnicos: acesso bem sucedido ao pólo inferior, preocupações com a possibilidade de danificar o ureteroscópio ao trabalhar no pólo inferior, ou incapacidade de inserir a fibra laser no caso de não se conseguir deslocar o cálculo. No entanto, novos instrumentos e tecnologias, tais como fibras laser de pequeno calibre e alta qualidade, alterações no desenho da ponta da fibra laser e o advento de ureteroscópios de utilização única altamente deflectíveis reduziram a imprevisibilidade e aumentaram o sucesso do tratamento. A litíase do cálice inferior já não pode ser considerada o calcanhar de Aquiles do ureteroscópio flexível, e existe agora um desafio viável à nefrolitotomia percutânea (PCNL) para cálculos de 1-2 cm. A mini-percutânea e a USR foram ambas técnicas minimamente invasivas e eficazes no tratamento de cálculos inferiores de 2 cm ou menos, com uma grande vantagem para a mini-percutânea, uma vez que as taxas de insucesso, as complicações pós-operatórias e, acima de tudo, o custo foram menores. No entanto, não foi observada relação entre o IPA e a taxa de sucesso da miniNLPC no nosso estudo. Por outro lado, esse parâmetro foi decisivo para o sucesso da USSR, com um ângulo índice de 44,2° (valor de P 0,04). Este resultado poderá contribuir para melhorar a árvore de decisão para o tratamento da litíase do cálice inferior, sendo que a escolha do tratamento deve, naturalmente, ser adaptada a cada situação clínica: A URSS seria a técnica de eleição para o tratamento de cálculos nos cálices médio e superior, e/ou com numerosos cálculos dispersos nos diferentes cálices. A cirurgia mini-percutânea, pelo contrário, seria recomendada em todos os outros casos, nomeadamente nos cálculos com 1 a 2 cm no cálice inferior, com um ângulo infundíbulo-pélvico (IPA) agudo (inferior a 45°), e com um pedúnculo caliceal longo e fino, não sendo por isso passível de tratamento por LEC ou URSS. Além disso, longe de serem opostos, o mini-percutâneo e a URSS complementam-se, uma vez que podem ser combinados para extrair cálculos de difícil acesso.

XI. RECOMENDAÇÕES

No final desta meta-análise, é essencial elaborar recomendações que ajudem a resolver o dilema, ainda atual, no tratamento da litíase calcária inferior. Estas recomendações devem abranger tanto a abordagem diagnóstica como o tratamento propriamente dito.

Recomendações para o diagnóstico de cálculos do pólo inferior:

Para além da descrição da litíase, recomenda-se que os nossos colegas radiologistas especifiquem os parâmetros anatómicos do sistema coletor renal.

- Calculation of the lithiasis load.
- Calculation density (UH).
- Calculate of anatomical parameters : AIP(infundibulopelvic of Elbahnassy), IL (th Length infundibular length), and IW (the width infundibulaire).

Recomendações para a gestão terapêutica :

- LEC :
  - AIP$\geq$45°.
  - IL$\leq$30mm.
  - IW$\geq$5mm.
  - Calculation density$\leq$1000UH.

- USSR :
  - AIP$\geq$44.2°.
  - Relocate the stone in the ureteral axis, preferably using nitinol forceps to avoid reducing the deflection of the ureteroscope.
  - Use of small-calibre laser fibres (200µm), with an advantage over ball-tipped laser fibres.

- **Mini-percutaneous treatment** remains the treatment of choice if the above conditions are not met, in this case if the AIP is acute (<44.2°).

Algorithme décisionnel dans la prise en charge d'une lithiase
calicielle inférieure moins de 20 mm :

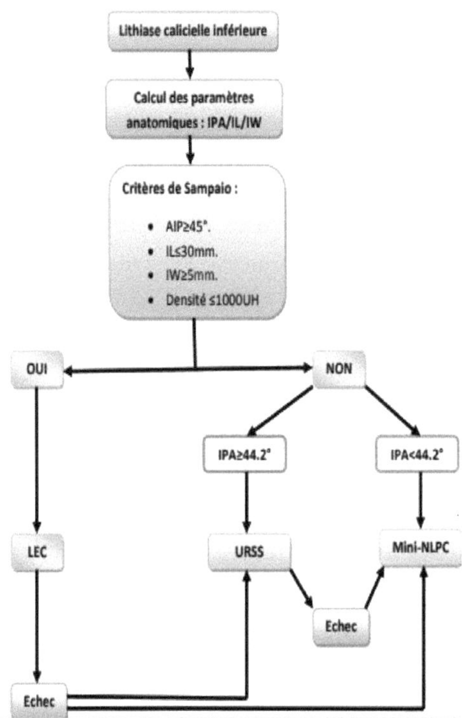

Lithiase calicielle inférieure
Calcul des paramètres anatomiques : IPA/IL/IW
Critères de Sampaio :
AIP≥45°.
IL≤30mm.
IW≥5mm.
Densité ≤1000UH
OUI
NON
IPA≥44.2°
IPA<44.2°
LEC
URSS
Mini-NLPC
Echec
Echec

XII. REFERÊNCIAS

1. Calestroupat J-P, Djelouat T, Costa P. Manifestações clínicas da litíase urinária. EMC - Urol. 2010;3(1):1-10. doi:10.1016/S1762-0953(10)50611-3

2. Ludwig WW, Matlaga BR. Doença de pedra urinária. Med Clin North Am. 2018;102(2):265-277. doi:10.1016/j.mcna.2017.10.004

3. Cohen TD, Preminger GM. GESTÃO DE CÁLCULOS CALICINAIS. Urol Clin North Am. 1997;24(1):81-96. doi:10.1016/S0094-0143(05)70356-6

4. Deliveliotis C, Skolarikos A, Louras G, Kostakopoulos A, Karagiotis E, Tekerlekis P. Extracorporeal shock wave lithotripsy for lower pole calculi: Our experience. Int J Urol. 1999;6(7):337-340. doi:10.1046/j.1442-2042.1999.00072.x

5. Raman JD, Pearle MS. Management options for lower pole renal calculi: Curr Opin Urol. 2008;18(2):214-219. doi:10.1097/MOU.0b013e3282f517ea

6. Sampaio FJB, Aragao AHM. Limitações da Litotripsia Extracorpórea por Ondas de Choque para Cálculos Calicinais Inferiores: Anatomic Insight*. J Endourol. 1994;8(4):241-247. doi:10.1089/end.1994.8.241

7. Xu Y, Lyu J-L. O valor da tomografia computorizada helicoidal tridimensional para a ureteronefroscopia flexível retrógrada no tratamento de cálculos do cálice do pólo inferior. Chronic Dis Transl Med. 2016;2(1):42-47. doi:10.1016/j.cdtm.2016.02.001

8. Marshall VF. Fibras ópticas em Urologia. J Urol. 1964;91(1):110-114. doi:10.1016/S0022- 5347(17)64066-7

9. Sanguedolce F, Bozzini G, Chew B, Kallidonis P, de la Rosette J. The Evolving Role of Retrograde Intrarenal Surgery in the Treatment of Urolithiasis. Eur Urol Focus. 2017;3(1):46-55. doi:10.1016/j.euf.2017.04.007

10. Tratamento endoscópico dos cálculos do pólo inferior: é preferível um ureteroscópio descartável? Resultados de um estudo prospetivo caso-controlo. Cent Eur J Urol. Publicado online em 2019. doi:10.5173/ceju.2019.1962

11. Jackman SV. A técnica ``mini-perc": uma alternativa menos invasiva à nefrolitotomia percutânea. :4.

12. Helal M, Black T, Lockhart J, Figueroa TE. A bainha Hickman Peel-Away:

Alternative for Pediatric Percutaneous Nephrolithotomy. J Endourol. 1997;11(3):171-172. doi:10.1089/end.1997.11.171

13. Ferroud V, Lapouge O, Dousseau A, Rakototiana A, Robert G, Ballanger P. Flexible ureteroscopy and percutaneous mini-nephrolithotomy in the treatment of pyelocecal calculi less than or equal to 2cm. Prog En Urol. 2011;21(2):79-84. doi:10.1016/j.purol.2010.08.013

14. Zeng G. Mini-PCNL versus standard-PCNL para o tratamento de cálculos renais de 20-40 mm: O resultado inicial de um ensaio clínico aleatório multicêntrico. Eur Urol Suppl. 2018;17(2):e1224. doi:10.1016/S1569-9056(18)31696-8

15. Lee JW, Park J, Lee SB, Son H, Cho SY, Jeong H. Mini-percutaneous Nephrolithotomy vs Retrograde Intrarenal Surgery for Renal Stones Larger Than 10 mm: A Prospective Randomized Controlled Trial. Urology. 2015;86(5):873-877. doi:10.1016/j.urology.2015.08.011

16. Haroon N, Nazim SM, Ather MH. Gestão Óptima da Pedra Calicinal Polar Inferior 15 a 20 mm. Korean J Urol. 2013;54(4):258. doi:10.4111/kju.2013.54.4.258

17. E. Desnos. In: Revue d'histoire de la pharmacie, 19e ano, n°72, 1931. pp. 40-41. ERNEST DESNOS.pdf.

18. Eknoyan G. History of Urolithiasis (História da Urolitíase). Clin Rev Bone Miner Metab. 2004;2(3):177-186. doi:10.1385/BMM:2:3:177

19. A descoberta dos raios X por Röntgen [arquivo] no sítio BibNum. (Texto de Röntgen de 1895 em linha e analisado por Jean-Jacques Samueli. RONTGEN-TEXTE.pdf.

20. TARIK LOUNICI. nlpc lounici tarik.pdf. Publicado online em 2017.

21. Patel SR, Nakada SY. A História Moderna e a Evolução da Nefrolitotomia Percutânea. J Endourol. 2015;29(2):153-157. doi:10.1089/end.2014.0287

22. Chen W-S. Capítulo 17 - Modalidades de agentes físicos :32.

23. Tefekli A, Cezayirli F. A história dos cálculos urinários: Em Paralelo com a Civilização. Sci World J. 2013;2013:1-5. doi:10.1155/2013/423964

24. Dever B. 13 - Princípios de Endoscopia Urológica :20.

25. Cho SY. Situação atual da ureteroscopia flexível em urologia. Korean J

Urol. 2015;56(10):680. doi:10.4111/kju.2015.56.10.680

26. Ludwig WW, Ziemba JB, Matlaga BR. Opinião: Não tratar. Int Braz J Urol. 2016;42(2):185-
187. doi:10.1590/S1677-5538.IBJU.2016.02.04

27. Galvin DJ, Pearle MS. The contemporary management of renal and ureteric calculi. BJU Int. 2006;98(6):1283-1288. doi:10.1111/j.1464-410X.2006.06514.x

28. Murphy DP, Streem SB. CÁLCULOS RENAIS DO PÓLO INFERIOR: QUANDO E COMO TRATAR :7.

29. Danuser H, Müller R, Descoeudres B, Dobry E, Studer UE. Extracorporeal Shock Wave Lithotripsy of Lower Calyx Calculi: How Much Is Treatment Outcome Influenced by the Anatomy of the Collecting System? Eur Urol. 2007;52(2):539-546. doi:10.1016/j.eururo.2007.03.058

30. De S, Autorino R, Kim FJ, et al. Percutaneous Nephrolithotomy Versus Retrograde Intrarenal Surgery: A Systematic Review and Meta-analysis. Eur Urol. 2015;67(1):125-137. doi:10.1016/j.eururo.2014.07.003

31. Maffei P, Thirakul S, Bienvenu L, et al. Posturoterapia para cálculos calcificados inferiores residuais. Kinésithérapie Rev. 2015;15(158):16-17. doi:10.1016/j.kine.2014.11.017

32. Ramón de Fata F, García-Tello A, Andrés G, et al. Estudo comparativo da cirurgia intrarrenal retrógrada e nefrolitotomia micropercutânea no tratamento de cálculos renais de tamanho intermediário. Actas Urol Esp Engl Ed. 2014;38(9):576-583. doi:10.1016/j.acuroe.2014.09.007

33. Arzoz-Fabregas M, Ibarz-Servio L, Blasco-Casares FJ, Ramon-Dalmau M, Ruiz-Marcellan FJ. A altura infundibular pode predizer a eliminação de cálculos no pólo inferior do cálice após litotripsia extracorpórea por ondas de choque? Int Braz J Urol. 2009;35(2):140-150. doi:10.1590/S1677-55382009000200003

34. Elsharkawy, Hesham, MD, MSc... Publicado em 1 de janeiro de 2017. Volume 35, Edição 1. Páginas 145-157.
© 2017. Figura 1(3).

35. Boukabache Leila Maitre de Conférences A Laboratoire, d'Anatomie Humaine CHU Constantine 2017. anato2an-reins2017_boukabache.pdf.

36. Mulroney, Susan E., PhD; Myers, Adam K., PhD... Publicado em 1 de janeiro de 2016. Páginas 202-213. © 2016. Figura 2(3).

37. Pearson Education, Inc, publicando como Benjamin Cummings Human Anatomy & Physiology, Sixth Edition Elaine N. Marieb 2004. Figura 3.

38. por Petriconi, R.; Zores, T.Publicado em 1 de julho de 2014. Volume 31, Edição 3. Páginas 1-23. © 2014.Figura 4.

39. Mahadevan V. Anatomia do rim e do ureter. Surg Oxf. 2019;37(7):359-364. doi:10.1016/j.mpsur.2019.04.005

40. Sampaio FJB. Capítulo 25 - Bases Anatómicas da Endoscopia Renal :10.

41. Sebe P, Traxer O, Lechevallier E, Saussine C. Anatomia morfológica do trato excretor intrarenal superior: considerações anatómicas aplicadas à endo-urologia. Prog En Urol. 2008;18(12):837-840. doi:10.1016/j.purol.2008.09.039

42. Sebe, P.; Traxer, O.; Lechevallier, E.; Saussine, C. Publicado em 1 de dezembro de 2008. Volume 18,
Edição 12. Páginas 837-840 © 2008. Figura 5.

43. Atlas de Cirurgia Urológica de Hinman, Sampaio, Francisco J.B.Publicado em 1 de janeiro de 2018. Páginas
205-214. © 2018. Figura 6.

44. Sebe, P.; Traxer, O.; Lechevallier, E.Tout.Publicado em 1 de dezembro de 2008. Volume 18, Número 12.
Páginas 837-840 © 2008. Figura 7.

45. MAX BRODEL E A ILUSTRAÇÃO MÉDICA (1938). Journal of the American Medical Association, 110(11), 817. doi:10.1001/jama.1938.02790110043013. max-brodel-and-medical- illustration-1938.pdf.

46. Kaye KW, Reinke DB. Anatomia Caliceal Detalhada para Endourologia. J Urol. 1984;132(6):1085- 1088. doi:10.1016/S0022-5347(17)50042-7

47. De Smith AD: Controversies in endourology. Philadelphia, 1995, Saunders. Figura 8.

48. Barcellos Sampaio, F. J., & Mandarim-De-Lacerda, C. A. (1988). Anatomia Pelviocaliceal Tridimensional e Radiológica para Endourologia. The Journal of Urology, 140(6), 1352-1355. doi:10.1016/s0022-5347(17)42042-8. Figura 9(3).

49. Merwe A van der, Bachmann A, Heyns C. Nefrolitotomia Percutânea (PCNL); um Manual para o Urologista. Endo-Press; 2013.

50. A eficácia dos métodos de medição anatómica radiográfica na previsão do sucesso após litotrícia extracorporal por ondas de choque para cálculos renais do pólo inferior. Figura 10(3).

51. Anna E Wright, Nicholas J Rukin, Departamento de Urologia, New Cross Hospital, et al. uroma15- synopsis.pdf.

52. Pérez-Lanzac A, Parra-Serván P, León-Delgado C, Okhunov Z, Lusch A, Álvarez-Ossorio JL. A combinação de litotrícia extracorporal e ureterorenoscopia flexível optimiza a terapia da litíase renal. Actas Urol Esp Engl Ed. 2017;41(3):200-204. doi:10.1016/j.acuroe.2017.02.009

53. European Urology, Danuser, Hansjörg; Müller, Roger; Descoeudres, Bernard... Todos... Publicado em 1 de agosto de 2007. Volume 52, Edição 2. Páginas 539-546. © 2007. Figura 11 (3).

54. Resorlu, Berkan; Oguz, Ural; Resorlu, Eylem Burcu; Oztuna, Derya; Unsal, Ali... Publicado em 1 de janeiro de 2012. Volume 79, Número 1. Páginas 61-66. © 2012. Figura 12(3).

55. Sampaio, F. J. B., & Aragao, A. H. M. (1992). Anatomia do Sistema Coletor do Pólo Inferior: Seu Provável Papel na Litotripsia Extracorpórea por Ondas de Choque. The Journal of Urology, 147(2), 322-324. doi:10.1016/s0022-5347(17)37226-9. sampaio arago1992.pdf.

56. Di Crocco E, Faure A, Maffei P, et al. Terapia postural: para quem? Para quem? Porquê? Como?
Prog En Urol - FMC. 2019;29(1):F23-F26. doi:10.1016/j.fpurol.2019.01.001

57. Elbahnasy AM, Shalhav AL, Hoenig DM, et al. LIMPEZA DA PEDRA DO CÁLICE INFERIOR APÓS LITOTRIPSIA DE CHOQUE OU URETEROSCOPIA: O IMPACTO DA ANATOMIA RADIOGRÁFICA DO POLO INFERIOR. J Urol. 1998;159(3):676-682. doi:10.1016/S0022-5347(01)636991

58. Ürge T, Běhounek P, Janda V, Eret V, Chudáček Z, Hora M. Impacto da anatomia renal na ureterorenoscopia flexível com litotripsia a laser de hólmio. Resultados para cálculos renais de pólo inferior. Eur Urol Suppl. 2016;15(11):e1452. doi:10.1016/S1569-9056(16)30287-1

59. Ureteroscopia retrógrada, Geavlete, Petrişor A.; Georgescu, Dragoş; Mulţescu, Răzvan Todos publicados em 1 de janeiro de 2016. Pages 89-103. © 2016. Figura 13 (3).

60. Sabnis RB, Naik K, El SHP, Desai MR, Apat SDB. Extracorporeal shock wave lithotripsy for lower calyceal stones: can clearance be predicted? Br J Urol. Publicado online 1997:5.

61. Stancioiu M, Aurelian J, Grasu AG, et al. Resultados da litotrícia extracorporal por ondas de choque no tratamento da litíase do pólo inferior versus litíase do pólo não inferior. Eur Urol Suppl. 2015;14(6):e1307. doi:10.1016/S1569-9056(15)30344-4

62. Knoll T, Musial A, Trojan L, et al. Medição da anatomia renal para previsão da eliminação de cálculos no pólo inferior do calcário: Reprodutibilidade de diferentes parâmetros. J Endourol. 2003;17(7):447-451. doi:10.1089/089277903769013577

63. Önal B, Demirkesen O, Tansu N, Kalkan M, Altintaş R, Yalçin V. O IMPACTO DA ANATOMIA PÉLVICA CÁLICE NA LIMPEZA DA PEDRA APÓS LITOTRIPSIA DE CHOQUE PARA PEDRAS DO PÓLO INFERIOR PEDIÁTRICO. J Urol. 2004;172(3):1082-1086. doi:10.1097/01.ju.0000135670.83076.5c

64. Preminger GM. Management of lower pole renal calculi: shock wave lithotripsy versus percutaneous nephrolithotomy versus flexible ureteroscopy. Urol Res. 2006;34(2):108-111. doi:10.1007/s00240-005-0020-6

65. A. Geavlete, Petrişor; Niţă, Gheorghe; Mulţescu, Răzvan... Todos... Publicado em 1 de janeiro de 2016. Páginas 339-345. © 2016. Figura 14 (3).

66. Traxer, O.; Lechevallier, E.; Saussine, C.Publicado em 1 de dezembro de 2008. Volume 18, Número 12.Páginas 917-928 © 2008. Figura 15(3).

67. Landman J, Lee DI, Lee C, Monga M. Evaluation of overall costs of currently available small flexible ureteroscopes. Urology. 2003;62(2):218-222. doi:10.1016/S0090-4295(03)00376-5

68. Traxer, Olivier... Publicado em 1 de março de 2007. Volume 6, Número 8. Páginas 560-567. © 2007. Figura 16(4).

69. Shvarts O, Perry KT, Goff B, Schulam PG. Melhoria da deflexão funcional com um ureteroscópio flexível de dupla deflexão. J Endourol. 2004;18(2):141-144. doi:10.1089/089277904322959761

70. Carey RI, Gomez CS, Maurici G, Lynne CM, Leveillee RJ, Bird VG. Frequency of Ureteroscope Damage Seen at a Tertiary Care Center (Frequência de danos no ureteroscópio observados num centro de cuidados terciários). J Urol. 2006;176(2):607-610. doi:10.1016/j.juro.2006.03.059

71. Arumuham V, Bycroft J. The management of urolithiasis. Surg Oxf. 2016;34(7):352-360. doi:10.1016/j.mpsur.2016.04.007

72. Cass, Grine, Jenkins JMcK, Jordan, Mobley, Myers. The incidence of lower-pole nephrolithiasis - increasing or not? BJU Int. 1998;82(1):12-15. doi:10.1046/j.1464-410x.1998.00684.x

73. Dragutescu M, Cauni V, Mihai VB, Buraga I, Barbilian R. Flexible ureteroscopy versus miniperc for lower pole renal calculi. Eur Urol Suppl. 2015;14(6):e1306. doi:10.1016/S1569-9056(15)30343-2

74. Daudon,MPublicado em 1 de outubro de 2013. Volume 31, Número 4, Páginas 1-13. © 2013. Figura 17 (6).

75. Manikandan R, Gall Z, Gunendran T, Neilson D, Adeyoju A. Os factores anatómicos representam um risco significativo na formação de cálculos no pólo inferior? Urology. 2007;69(4):620-624. doi:10.1016/j.urology.2007.01.005

76. Gozen AS, Kilic AS, Aktoz T, Akdere H. Factores anatómicos renais para a formação de cálculos no cálice inferior. Int Urol Nephrol. 2006;38(1):79-85. doi:10.1007/s11255-005-3614-6

77. Zomorrodi A, Buhluli A, Fathi S. Saudi Journal of Kidney Diseases and Transplantation. :7.

78. Estrade V, Daudon M, Traxer O, Méria P. Porque é que os urologistas devem saber reconhecer um cálculo e como? Os princípios básicos do reconhecimento endoscópico. Prog En Urol - FMC. 2017;27(2):F26-F35. doi:10.1016/j.fpurol.2017.03.002

79. Gadisseur R, Castiglione V, Jouret F, et al. Epidemiologia da litíase urinária na província de Liège. Nephrology Therapeutics. 2014;10(5):270. doi:10.1016/j.nephro.2014.07.326

80. Service D'urologie, Hôpital Militaire De Nouakchott, Boudhaye T, Faculté de médecine de Nouakchott, et al. PERFIL MORFO-CONSTITUCIONAL DA LITÍASE URINÁRIA NA MAURITÂNIA. Int J Adv Res. 2018;6(3):24-32. doi:10.21474/IJAR01/6643

81. Goldsmith ZG, Lipkin ME. Quando (e como) tratar cirurgicamente cálculos renais assintomáticos. Nat Rev Urol. 2012;9(6):315-320. doi:10.1038/nrurol.2012.43

82. Yuruk E, Binbay M, Sari E, et al. A Prospective, Randomized Trial of

Management for Asymptomatic Lower Pole Calculi. J Urol. 2010;183(4):1424-1428. doi:10.1016/j.juro.2009.12.022

83. Sener NC, Bas O, Sener E, et al. Pedras Renais Pequenas do Pólo Inferior Assintomáticas: Shock Wave Lithotripsy, Flexible Ureteroscopy, or Observation? A Prospective Randomized Trial. Urology. 2015;85(1):33-37. doi:10.1016/j.urology.2014.08.023

84. Moe OW. Kidney stones: pathophysiology and medical management. 2006;367:12.

85. El Khebir M, Fougeras O, Le Gall C, et al. Atualização de 2008 da 8ª conferência de consenso da Société francophone d'urgences médicales de 1999. Prise en charge des coliques néphrétiques de l'adulte dans les services d'accueil et d'urgences. Prog En Urol. 2009;19(7):462-473. doi:10.1016/j.purol.2009.03.005

86. Dr. C. Weber, Serviço de Medicina de Primeiro Recurso, HUG, Dr. C. Stoermann-Chopard, Serviço de Nefrologia, HUG, Dr. T. Mach, Serviço de Medicina de Primeiro Recurso, HUG, Dr. N. Junod Perron, Serviço de Medicina de Primeiro Recurso, HUG 2017. strategie_prevention_lithiase_u.pdf.

87. Pearle MS, Goldfarb DS, Assimos DG, et al. Gestão médica das pedras nos rins: Diretriz da AUA. J Urol. 2014;192(2):316-324. doi:10.1016/j.juro.2014.05.006

88. Miller NL. 92 - Avaliação e Tratamento Médico da Litíase Urinária :41.

89. Türk C, Petřík A, Sarica K, et al. Directrizes da EAU sobre o diagnóstico e a gestão conservadora da urolitíase. Eur Urol. 2016;69(3):468-474. doi:10.1016/j.eururo.2015.07.040

90. Binbay, Murat; Akman, Tolga; Ozgor, Faruk... Todos... Publicado em 1 de outubro de 2011. Volume 78, Número
4. Páginas 733-737. © 2011. Figura 16 (3).

91. Gottlieb M, Hill ED, Arno K. Is Point-of-Care Ultrasonography Effective for the Diagnosis of Urolithiasis? Ann Emerg Med. 2019;73(5):517-519. doi:10.1016/j.annemergmed.2018.06.030

92. Tublin M. Capítulo 9 - O rim e o trato urinário :71.

93. Clínicas Radiológicas da América do Norte, Guidry, Carey, MD; Fricke, Robert Gaines,... Todos. Publicado em 1 de maio de 2016. Volume 54, Edição 3.

Páginas 519-534. © 2016. Figura 17 (3).

94. Lipkin M, Ackerman A. Imaging for urolithiasis: standards, trends, and radiation exposure (Imagiologia para urolitíase: normas, tendências e exposição à radiação).
Curr Opin Urol. 2016;26(1):56-62. doi:10.1097/MOU.0000000000000241
95. Ravier, E.; Traxer, O.Publicado em 1 de julho de 2015. Volume 33, Número 3. Páginas 1-6. © 2015. Figura 18(3).

96. Masch WR, Cronin KC, Sahani DV, Kambadakone A. Imaging in Urolithiasis. Radiol Clin North Am. 2017; 55 (2): 209-224. doi: 10.1016 / j.rcl.2016.10.002

97. Perks AE, Schuler TD, Lee J, et al. Stone Attenuation and Skin-to-Stone Distance on Computed Tomography Predicts for Stone Fragmentation by Shock Wave Lithotripsy. Urology. 2008;72(4):765- 769. doi:10.1016/j.urology.2008.05.046

98. Kambadakone A, Andrabi Y, Patino M, Das C, Eisner B, Sahani D. Advances in CT imaging for urolithiasis. Indian J Urol. 2015;31(3):185. doi:10.4103/0970-1591.156924

99. European Urology Focus, Proietti, Silvia; Giusti, Guido; Desai, Mahesh; Ganpule, Arvind P.... Publicado em 1 de fevereiro de 2017. Volume 3, Edição 1. Páginas 56-61. © 2017. Figura 19 (3).

100. Grainger & Allison's Diagnostic Radiology, Patel, Uday; Ratnam, Lakshmi.Publicado em 1 de janeiro de 2015. Páginas 2165-2185.e2. © 2015. Figura 20 (3).

101. Ritter, Manuel; Rassweiler, Marie-Claire; Michel, Maurice Stephan... Publicado em 1 de novembro de 2015. Volume 68, Número 5. páginas 880-884. © 2015. Figura 21 (3).

102. Drew A. Torigian, MD, MA, FSARRadiology Secrets Plus, Capítulo 32, 335-347Publicado em 1 de janeiro de 2017. © 2017. Capítulo 32 - TC e RM do abdómen agudo e da pelve :13.
103. Bhojani N, Lingeman JE. Litotripsia por ondas de choque - Novos conceitos e otimização dos parâmetros de tratamento. Urol Clin North Am. 2013;40(1):59-66. doi:10.1016/j.ucl.2012.09.001

104. Rassweiler JJ, Knoll T, Köhrmann K-U, et al. Tecnologia e aplicação de ondas de choque: Uma atualização. Eur Urol. 2011;59(5):784-796.

doi:10.1016/j.eururo.2011.02.033

105. De S, Monga M, Knudsen B. Gestão de pedras com base no escritório. Urol Clin North Am. 2013;40(4):481-495. doi:10.1016/j.ucl.2013.07.007

106. Foda K, Abdeldaeim H, Youssif M, Assem A. Cálculo do Número de Ondas de Choque, Tempo de Expulsão e Parâmetros Óptimos de Pedra Baseados em Características de Tomografia Computorizada Sem Contraste. Urology. 2013;82(5):1026-1031. doi:10.1016/j.urology.2013.06.061

107. York NE. 29 - Complicações da Litotripsia Extracorpórea por Ondas de Choque:15.

108. Azab S, Osama A. Factores que afectam a eliminação de cálculos no cálice inferior após litotripsia extracorporal por ondas de choque. Afr J Urol. 2013;19(1):13-17. doi:10.1016/j.afju.2012.11.002

109. Albala DM, Assimos DG, Clayman RV, et al. LOWER POLE I: UM ENSAIO PROSPECTIVO RANDOMIZADO DE LITOTRIPSIA EXTRACORPÓREA POR ONDAS DE CHOQUE E NEFROSTOLITOTOMIA PERCUTÂNEA PARA NEFROLITÍASE DO PÓLO INFERIOR - RESULTADOS INICIAIS :9.

110. Schuster TG, Hollenbeck BK, Faerber GJ, Wolf JS. TRATAMENTO URETEROSCÓPICO DOS CÁLCULOS DO PÓLO INFERIOR: COMPARAÇÃO DA LITOTRÍCIA IN SITU E APÓS A DESLOCAÇÃO. :3.

111. Auge BK, Dahm P, Wu NZ, Preminger GM. Ureteroscopic Management of Lower-Pole Renal Calculi: Technique of Calculus Displacement. J Endourol. 2001;15(8):835-838. doi:10.1089/089277901753205852

112. Legemate, Jaap D.; Kamphuis, Guido M.; Freund, Jan Erik; Baard, Joyce; Zanetti, Stefano P.; Catellani, Michele; Oussoren, Harry W.; de la Rosette, Jean J Publicado em 1 de novembro de 2019. Volume 5, Edição 6. páginas 1105-1111. © 2018. Figura 26 (3).

113. Keller EX, De Coninck V, Traxer O. Ureteroscópios de fibra ótica e digitais de última geração. Urol Clin North Am. 2019;46(2):147-163. doi:10.1016/j.ucl.2018.12.001

114. Multescu R, Geavlete B, Geavlete P. Uma nova era: Performance and Limitations of the Latest Models of Flexible Ureteroscopes (Desempenho e limitações dos modelos mais recentes de ureteroscópios flexíveis). Urology.

2013;82(6):1236-1239. doi:10.1016/j.urology.2013.07.022

115. Ventimiglia E, Somani BK, Traxer O. Ureteroscopia flexível: reutilização? Ou será a utilização única a nova direção? Curr Opin Urol. 2020;30(2):113-119. doi:10.1097/MOU.0000000000000700

116. Saglam R, Tokatli Z, İnal G, Sarica K. 69 Ureterorenoscopia flexível robótica combinada e litotripsia minipercutânea em posição supina. Eur Urol Suppl. 2015;14(8):e1387. doi:10.1016/S1569-9056(15)30431-0

117. O. Traxer, E. Lechevallier, C. Saussine Referência : Prog Urol, 2008, 18, 12, 929-937. Ureteroscopia flexível com laser Holmium-YAG _ a técnica _ Urofrance.html.

118. Geavlete PA. Capítulo 6 - Ureteroscopia retrógrada no tratamento da litíase do trato urinário superior. :112.

119. Ureteroscopia retrógrada, Georgescu, Dragoş; Mulţescu, Răzvan; Mirciulescu, Victor; Geavlete, Petrişor A.; Geavlete, Bogdan... Publicado em 1 de janeiro de 2016. Páginas 21-52. 2016, euro- pharmat.com. Figura 30 (3).

120. Urologic Clinics of North America, Moore, Brooke, BA; Proietti, Silvia, MD; Giusti, Guido, MD; Eisner, Brian H., MD... Publicado em 1 de maio de 2019. Volume 46, Edição 2. Páginas 165-174. © 2018. Figura 32 (3).

121. Wong MYC. Flexible Ureteroscopy Is the Ideal Choice to Manage a 1.5 cm Diameter Lower- Pole Stone. J Endourol. 2008;22(9):1845-1846. doi:10.1089/end.2008.9793

122. Dever B. 13 - Princípios de Endoscopia Urológica :20.

123. Somani B, Srivastava A, Traxer O, Aboumarzouk O. Flexible ureterorenoscopy: Dicas e truques.
Urol Ann. 2013;5(1):1. doi:10.4103/0974-7796.106869

124. Doizi S, Traxer O. Flexible ureteroscopy: technique, tips and tricks. Urolithiasis. 2018;46(1):47-58. doi:10.1007/s00240-017-1030-x

125. Avaliação da nova fibra de laser de hólmio com ponta esférica: impacto no desempenho do ureteroscópio e na eficiência da fragmentação, Richard H Shin 1, Jaclyn M Lautz 2, Fernando J Cabrera 1, Constandi John Shami 2, Zachariah G Goldsmith 1, Nicholas J Kuntz 1, Adam G Kaplan 1, Andreas Neisius 1 3, Walter
Neal Simmons 2, Glenn M Preminger 1, Michael E Lipkin 1. Figura 32 (6).

126. Forbes CM, Rebullar KA, Teichman JMH. Comparação das taxas de danos da ureteroscopia flexível para cálculos renais do pólo inferior por tipo de fibra de laser: DANOS DE URETEROSCOPIA NO PÓLO INFERIOR POR TIPO DE LASER. Lasers Surg Med. 2018;50(8):798-801. doi:10.1002/lsm.22822

127. Frcsc MWS. 15 - Modalidades básicas de energia em cirurgia urológica :25.

128. TRAXER O., THIBAULT F., NIANG L., LAKMICHI M.A., LECHEVALLIER E., GATTEGNO B., THIBAULT Consulta: Prog Urol, 2006, 16, 2, 198-200. Figura 34 (3).

129. El-Nahas AR, Almousawi S, Alqattan Y, Alqadri IM, Al-Shaiji TF, Al-Terki A. Dusting versus fragmentação para cálculos renais durante a ureteroscopia flexível. Arab J Urol. 2019;17(2):138-142. doi:10.1080/2090598X.2019.1601002

130. Aldoukhi AH, Roberts WW, Hall TL, Ghani KR. Litotripsia com laser de hólmio na nova Idade da Pedra: Dust or Bust? Front Surg. 2017;4:57. doi:10.3389/fsurg.2017.00057

131. Antonio Correa Lopes Neto1, 1Grupo de Litíase e Endourologia da Disciplina de Urologia da Faculdade de Medicina ABC, Santo André, SP, Brasil. Figura 35 (7).

132. Kourambas J, Delvecchio FC, Munver R, Preminger GM. Tratamento ureteroscópico de cálculos renais do pólo inferior assistido por remoção de cálculos de nitinol. Urology. 2000;56(6):935-939. doi:10.1016/S0090-4295(00)00821-9

133. Traxer O, Lechevallier E, Saussine C. Cálculo inferior. Prog En Urol. 2008;18(12):972- 976. doi:10.1016/j.purol.2008.09.012

134. Knudsen BE. Fibras laser para litotripsia com Holmium:YAG: o que é importante e o que é novo. Urol Clin North Am. 2019;46(2):185-191. doi:10.1016/j.ucl.2018.12.004

135. Giusti, Guido; Proietti, Silvia; Villa, Luca; Cloutier, Jonathan; Rosso, Marco; Gadda, Giulio Maria; Doizi, Steeve; Suardi, Nazareno; Montorsi, Francesco; Gaboardi, Franco; Traxer, Olivier... Publicado em 1 de julho de 2016. Volume 70, Edição 1. Páginas 188-194. © 2016. Figura 35 (6).

136. Segalen T, Lebdai S, Panayotopoulos P, et al. Avaliação do stent Double J após ureteroscopia para urolitíase. Prog En Urol. 2019;29(12):589-595.

doi:10.1016/j.purol.2019.08.266

137. Matlaga BR. 94 - Tratamento Cirúrgico dos Cálculos do Trato Urinário Superior :23.

138. Tailly T, Denstedt J. Inovações em nefrolitotomia percutânea. Int J Surg. 2016;36:665- 672. doi:10.1016/j.ijsu.2016.11.007

139. Fuller A, Razvi H, Denstedt JD, et al. O Estudo Global de Nefrolitotomia Percutânea CROES: The Influence of Body Mass Index on Outcome (A Influência do Índice de Massa Corporal no Resultado). J Urol. 2012;188(1):138-144. doi:10.1016/j.juro.2012.03.013

140. Hamamoto S, Unno R, Taguchi K, et al. Um novo sistema de navegação de punção renal para cirurgia endoscópica combinada intrarrenal: Acesso Renal Guiado por Sonografia Virtual em Tempo Real. Urology. 2017;109:44-50. doi:10.1016/j.urology.2017.06.040

141. Hoznek, András; Rode, Julie; Ouzaid, Idir; Faraj, Bernard; Kimuli, Michael; de la Taille, Alexandre; Salomon, Laurent; Abbou, Clément-Claude... Publicado em 1 de janeiro de 2012. Volume 61, Número 1. Páginas 164-170. © 2011. Figura 23 (3).

142. Mourmouris P, Berdempes M, Markopoulos T, Lazarou L, Tzelves L, Skolarikos A. Patient positioning during percutaneous nephrolithotomy: what is the current best practice? Res Rep Urol. 2018;Volume 10:189-193. doi:10.2147/RRU.S174396

143. Antonelli JA, Pearle MS. Avanços na Nefrolitotomia Percutânea. Urol Clin North Am. 2013;40(1):99-113. doi:10.1016/j.ucl.2012.09.012

144. Proietti S, Giusti G, Desai M, Ganpule AP. A Critical Review of Miniaturised Percutaneous Nephrolithotomy: Is Smaller Better? Eur Urol Focus. 2017;3(1):56-61. doi:10.1016/j.euf.2017.05.001

145. Kawahara T, Ito H, Terao H, et al. Nefrostomia retrógrada assistida por ureteroscopia: uma nova técnica para nefrolitotomia percutânea (PCNL): NEFROSTOMIA RETRÓGRADA ASSISTIDA POR URS. BJU Int. 2012;110(4):588-590. doi:10.1111/j.1464-410X.2011.10795.x

146. Rassweiler J, Rassweiler M-C, Klein J. New technology in ureteroscopy and percutaneous nephrolithotomy: Curr Opin Urol. 2016;26(1):95-106. doi:10.1097/MOU.0000000000000240

147. Jens J. Rassweiler, Michael Müller, Markus Fangerau, Jan Klein, Ali S. Goezen, Philippe Pereira, Hans-Peter Meinzer e Dogu Teber, European Urology, 2012-03-01, Volume 61, Número 3, Páginas 628-631, Copyright © 2011 European Association of Urology. Figura 24 (3).

148. Deane LA, Clayman RV. Advances in Percutaneous Nephrostolithotomy (Avanços na Nefrostolitotomia Percutânea). Urol Clin North Am. 2007;34(3):383-395. doi:10.1016/j.ucl.2007.04.002

149. Lang EK, Thomas R, Davis R, et al. Riscos e benefícios da abordagem intercostal para nefrolitotripsia percutânea. Int Braz J Urol. 2009;35(3):271-283. doi:10.1590/S1677- 55382009000300003

150. nefrolitotomia percutânea subcostal, Joy Narayan Chakraborty1 e Arup Deb2 Figura 36 (6).

151. Kadyan B, Thakur N, Singh R, et al. Comparative evaluation of upper versus lower calyceal approach in percutaneous nephrolithotomy for managing complex renal calculi. Urol Ann. 2015;7(1):31. doi:10.4103/0974-7796.148591

152. Ruhayel Y, Tepeler A, Dabestani S, et al. Tamanhos do trato na Nefrolitotomia Percutânea Miniaturizada: A Systematic Review from the European Association of Urology Urolithiasis Guidelines Panel. Eur Urol. 2017;72(2):220-235. doi:10.1016/j.eururo.2017.01.046

153. P. Meria a, * , A. Hoznek b, P. Mongiat-Artus a, A. Cortesse a, F. Gaudez a, J. Rode b, F. Desgrandchamps a, a Service d'urologie, Hôpital Saint-Louis, AP-HP, 1, avenue Claude-Vellefaux, 75010 Paris, França, b Service d'urologie, Hôpital Henri Mondor, AP-HP, 51, avenue du maréchal-de- Lattre-de-Tassigny, 94000 Créteil, França, docvadis.fr. Figura 25 (3).

154. M N. Tendências actuais na utilização do laser Holmium-Yag na nefrolitotomia percutânea. Acesso Aberto J Urol Nephrol. 2017;2(2). doi:10.23880/OAJUN-16000122

155. Grupo de Formação e Investigação em Cirurgia Urológica e Tecnologia (T.R.U.S.T.), Tokas T, Skolarikos A, Herrmann TRW, Nagele U. Pressure matters 2: intrarenal pressure ranges during upper-tract endourological procedures. World J Urol. 2019;37(1):133-142. doi:10.1007/s00345-018-2379-3

156. Grupo de Formação e Investigação em Cirurgia Urológica e Tecnologia (T.R.U.S.T.), Nicklas AP, Schilling D, Bader MJ, Herrmann TRW, Nagele U. The vacuum cleaner effect in minimally invasive percutaneous

nephrolitholapaxy. World J Urol. 2015;33(11):1847-1853. doi:10.1007/s00345-015- 1541-4

157. Ganpule AP, Vijayakumar M, Malpani A, Desai MR. Nefrolitotomia percutânea (PCNL) uma revisão crítica. Int J Surg. 2016;36:660-664. doi:10.1016/j.ijsu.2016.11.028

158. Michel MS, Trojan L, Rassweiler JJ. Complicações na Nefrolitotomia Percutânea. Eur Urol. 2007;51(4):899-906. doi:10.1016/j.eururo.2006.10.020

159. Duqué M, Desmons A, Thioulouse E, Baudin B. Cálculos renais de cistina. Rev Francoph Lab. 2019;2019(516):67-70. doi:10.1016/S1773-035X(19)30495-2

160. Normand M. Tratamento médico da litíase úrica. Prog En Urol - FMC. 2013;23(3):F77- F83. doi:10.1016/j.fpurol.2012.11.003

161. Traxer O, Lechevallier E, Saussine C. Cystine lithiasis: diagnosis and therapeutic management. Prog En Urol. 2008;18(12):832-836. doi:10.1016/j.purol.2008.09.036

162. Saglam R, Muslumanoglu AY, Tokatlı Z, et al. Um novo robô para ureteroscopia flexível: Development and Early Clinical Results (IDEAL Stage 1-2b). Eur Urol. 2014;66(6):1092-1100. doi:10.1016/j.eururo.2014.06.047

163. Donaldson JF, Lardas M, Scrimgeour D, et al. Revisão Sistemática e Meta-análise da Eficácia Clínica da Litotrícia por Ondas de Choque, Cirurgia Intrarrenal Retrógrada e Nefrolitotomia Percutânea para Pedras Renais de Pólo Inferior. Eur Urol. 2015;67(4):612-616. doi:10.1016/j.eururo.2014.09.054

164. Dresner SL, Iremashvili V, Best SL, Hedican SP, Nakada SY. Influence of Lower Pole Infundibulopelvic Angle on Success of Retrograde Flexible Ureteroscopy and Laser Lithotripsy for the Treatment of Renal Stones. J Endourol. Publicado online em 26 de março de 2020: end.2019.0720. doi: 10.1089 / end.2019.0720

165. Black KM, Ghani KR. Pedra de 1,5 cm no cálice inferior: ureteroscopia flexível vs. nefrolitotomia percutânea a favor da ureteroscopia. Curr Opin Urol. 2019;29(5):557-559. doi:10.1097/MOU.0000000000000629

166. Clínicas Urológicas da América do Norte, Knudsen, Bodo E., MD, FRCSC... Publicado em 1 de maio de 2019. Volume 46, Edição 2. Páginas 185-191. © 2018. Figura 37 (4).

167. Grasso M, Ficazzola M. URETEROPYELOSCOPY RETROGRADE PARA CÁLCULOS DE CÁLCULOS DO PÓLO INFERIOR. J Urol. 1999;162(6):1904-1908. doi:10.1016/S0022-5347(05)68065-2

168. Troy AJ, Anagnostou T, Tolley DA. Flexible upper tract endoscopy. BJU Int. 2004;93(5):671- 679. doi:10.1111/j.1464-410X.2003.04693.x

169. Liatsikos E. Pedra de 1,5 cm no cálice inferior: ureteroscopia flexível versus nefrolitotomia percutânea. Introdução :1.

170. Mourmouris P, Skolarikos A. 1.5 cm stone in the lower calyx: flexible ureteroscopy versus percutaneous nephrolithotomy in favor of percutaneous nephrolithotomy. Curr Opin Urol. 2019;29(5):560-561. doi:10.1097/MOU.0000000000000630

171. Perlmutter AE, Talug C, Tarry WF, Zaslau S, Mohseni H, Kandzari SJ. Impact of Stone Location on Success Rates of Endoscopic Lithotripsy for Nephrolithiasis. Urology. 2008;71(2):214-217. doi:10.1016/j.urology.2007.09.023

172. Sabler IM, Katafigiotis I, Gofrit ON, Duvdevani M. Indicações e técnicas actuais de nefrolitotomia percutânea: O que é que o futuro nos reserva? Asian J Urol. 2018;5(4):287-294. doi:10.1016/j.ajur.2018.08.004

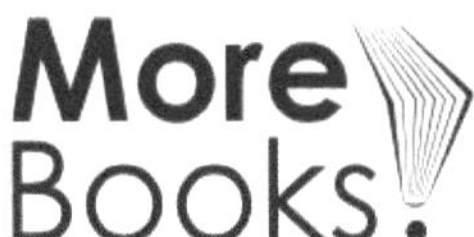

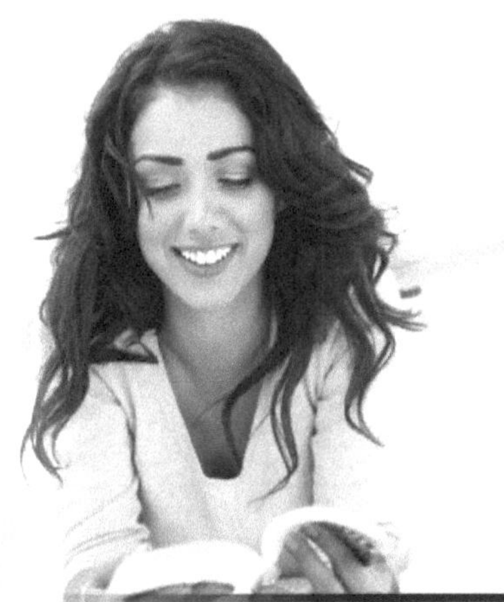

I want morebooks!

Buy your books fast and straightforward online - at one of world's fastest growing online book stores! Environmentally sound due to Print-on-Demand technologies.

Buy your books online at
www.morebooks.shop

Compre os seus livros mais rápido e diretamente na internet, em uma das livrarias on-line com o maior crescimento no mundo! Produção que protege o meio ambiente através das tecnologias de impressão sob demanda.

Compre os seus livros on-line em
www.morebooks.shop

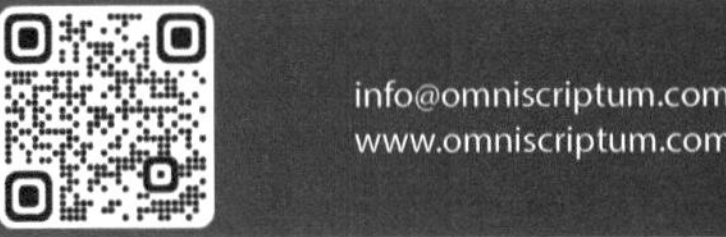

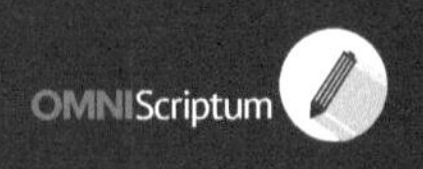

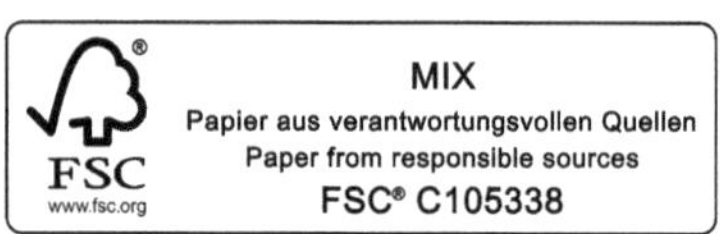

Printed by Books on Demand GmbH, Norderstedt / Germany